응급처치와 심폐소생술

저자 : 김승재 · 문태영 · 김지희 · 조병준

머리말

사고와 응급상황 발생은 예고하기 힘들며 사고의 대부분은 공공장소, 가정, 직장, 길거리 등 병원 밖에서 일어난다. 사고나 심정지 환자에서 응급처치는 2차 손상이나 뇌손상을 지연시킬 수 있는 시간을 벌 수 있지만 심박동을 회복시키지는 못한다. 응급처치만으로 환자의 회복이 불가능하며 신속한 병원치료가 시행되어야 한다.

환자가 발생했을 경우 4분 이내에 응급처치가 이루어졌을 때의 생존율은 90%까지 향상되는 것으로 보고된다. 따라서 쓰러진 사람을 발견한 경우, 반응이 없다고 확인되면 심정지 상황이라고 생각하고 즉시 119에 연락하여 빠른 제세동이 가능하도록 하고 목격자는 즉시 심폐소생술을 시행해야 한다.

응급상황에서 심장질환의 생존율은 각 국가, 지역의 응급의료체계, 심폐소생술, 자동제세동기 보급률 등에 따라 차이가 있으며, 우리나라에서의 생존율은 2.4%(2008년)에 불과하다. 이러한 생존율을 높이기 위하여 심정지와 심폐소생술에 대한 국민의 인식률 제고, 심폐소생술 교육의 확대, 제세동 등 교육 프로그램, 소생 후 치료의 전문화가 시급한 실정이다. 최근 기차역, 버스터미널, 공항 등 공공장소에서 자동제세동기가 자주 목격되고 있다. 하지만 일반인을 대상으로 한 조기응급처치 교육이 없다면, 일반인이 시행하는데 다소 어려움이 있을 것이다. 외국의 경우 초등학생을 대상으로 실질적인 응급처치 교육이 이루어지고 있지만 우리나라의 경우 이론 위주의 교육이며, 성인이 되어야 실질적인 교육이 이루어지고 있다. 이러한 교육 마저도 일반인들은 '과연 나에게 응급상황이 올 것인가?' 라는 의문을 가지며 교육을 피하고 있는 실정이다.

응급상황현장을 최초로 목격하는 사람이 될 가능성은 누구에게나 있으며, 그 목격자가 신속하게 시행하는 응급처치가 환자의 생명을 구할 수 있다. 그 후 응급구조사 또는 의사에게 그 임무를 넘겨주어야 한다.

이 책자는 응급상황에 따른 올바른 환자 평가와 응급처치에 대해 제시하고 있으며, 일반인 응급처치 교육을 실행하고 있는 기관에서 교육 교재 등에 활용되기 바란다.

2013년 2월

저자 일동

목 차

제1장

응급처치 개요

제1장. 응급처치 개요

1. 응급처치

응급처치는 전문적인 교육을 받은 일반인과 보건 의료전문가들이 응급환자에게 행하는 술기로 생명의 위협이나 증상의 악화 또는 2차적인 손상을 예방하기 위하여 필요로 하는 응급의료처치를 말한다. 생명의 위협으로부터 회복되는 과정에서 응급환자에게 행하는 환자관리평가, 구조, 이송 및 처치 등이 이에 포함된다. 응급의료 기관에는 119 소방서와 1339 응급의료 정보센터가 있다.

119는 구조, 응급처치, 환자 이송업무 등 통합적으로 환자관리를 하고 있으며 1339는 응급환자의 전화 상담 및 적절한 이송병원의 안내를 한다.

응급처치의 목적은 생명을 유지시키고, 상태의 악화를 방지하고 회복을 촉진시키는 것이다. 목격자는 환자를 위해 아무 행동을 하지 않거나 응급처치만으로 해결하려 하지 않고 신속하게 응급의료센터로 이송하는 것이 중요하다.

2. 응급의료체계

응급의료체계는 심폐소생술 같은 심장응급처치를 포함한 질병과 상해를 입은 사람들에게 숙련된 응급처치를 제공하는 전문가들로 구성되어 있다. 이 전문가들은 병원 전 현장응급상황에서 2차 손상을 치료하는데 신속하게 반응하며, 건강관리, 종합건강관리, 비의료적 환경 같이 넓은 범위까지 활동할 수 있다. 응급의료전문가로 활동하는 사람들은 응급구조사, 응급의료전문가 간호사, 의사, 한의사, 최초 반응자, 트레이너, 군무원, 국립공원 직원, 스키장 직원, 인명구조원, 공공기관 직원, 공항 직원, 선박 직원, 식당 직원 등이다. 응급의료전문가로서 의료지식 뿐만 아니라 신체적 정신적인 면을 강화하여 응급상황에 준비해야 한다.

정기적으로 응급처치능력을 교육 받고 점검하여 응급의료전문가와 함께 출동훈련을 하며 사용할 장비와 공급품을 가지고 연습한다. 심폐소생술에서 기술 변화나 전문치료의 최신식의 기술 변화에 이용할 수 있는 경우에 부가 교재를 검사한다. 응급의료전문가는 일반인에게 심장 질환 예방법을 교육시킬 수 있으며, 심정지의 증상을 인지할 수 있도록 알려 줄 수 있다. 119에 도움요청이 중요하고, 심폐소생술 같은 기본 인명구조술을 학습 시킬 수 있다.

우리나라의 사망자 중 암으로 인한 사망이 전체 사망자의 1위이며, 뇌혈관으로 인한 사망이 2위, 심장혈관, 교통사고와 자살과 같은 각종 사고사가 뒤를 차지하고 있다. 위와 같은 3대 사망 원인 중 응급처치가 필요한 경우는 순환기계 질환과 각종 사고이다. 순환기계 질환은 식생활 습관의 변화와 편리한 현대 생활환경으로 증가할 것으로 예상되며, 각종 사고는 다양화된 사회생활로 인해 자주 발생하고 있어 응급처치 교육이 요구된다.

생명의 위협을 받는 심정지의 경우 적절한 응급처치를 할 때 생존율을 높일 수 있을 것이다. 응급상황은 장소와 시간을 가리지 않고 발생하므로 일반인들의 응급처치교육 및 시행이 중요하다. 응급처치를 누구나 할 수 있도록 성숙한 시민 의식과 능력이 요구된다.

그러나 신속하고 효과적인 응급처치는 병원도착 전에 체계적으로 충분하게 이루어지지 않고 있는 실정이다. 만일 병원 전 단계 응급처치가 충분히 이루어진다면 선진국처럼 사망률을 현저하게 감소시킬 수 있을 것이다.

비정상적 심장박동으로 인한 심장정지는 일반인도 교육만 받으면 시행할 수 있는 기본심폐소생술과 전문가에 의한 전문심장소생술을 실시하게 되면 소생 확률이 증가하지만, 의료종사자 또는 일반인의 응급처치가 늦어지면 확률은 점점 떨어져 10분 이상 경과할 시 거의 사망하게 된다. 따라서 응급처치를 빨리 시작하는 것이 중요하며, 이는 응급의료 체계의 확립과 시민들의 초기 응급처치 반응이 있어야 한다.

갑자기 거리에서 쓰러져 심장이 정지된 환자가 있다고 가정하자. 최초반응자가 심폐소생술을 하면서 구급차를 불러 전문인명소생술을 실시한다면 20-40%가 살아날 수 있다. 환자의 생명을 살리기 위해서 신속한 신고, 신속한 심폐소생술, 신속한 제세동, 전문인명소생술, 그리고 소생 후 통합치료 5가지 과정이 연쇄적으로 신속하게 이루어져야 한다. 이 5가지 과정을 응급처치에서 가장 중요한 개념으로 생존의 사슬(Chain of survival)이라고 부른다.

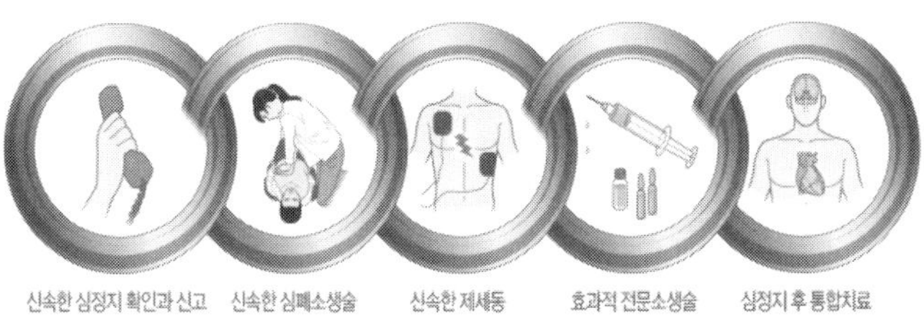

그림 2-1. 생존의 사슬(Chain of survival)

3. 응급처치 원칙

누구나 사고현장에 응급상황에 대면할 수 있다. 첫째, 우선적으로 응급상황인지 아닌지 확인한다. 둘째, 무엇을 할 것인지 알아본다. 환자를 도와주기 위해서는 사람을 생각하는 자세, 응급상황에 대한 대처능력, 응급상황이 무엇인지를 아는 것 등이 필요하며 이러한 태도는 여러 가지 요소에 의해 형성되고 많은 시간과 경험이 필요하다. 먼저 환자의 상태를 판단해야 한다. 환자의 상태를 판단하기 어려울 때나 환자의 상태가 위급하다고 생각되면 119번으로 전화를 걸어 구급차를 요청한다. 응급환자 신고 시 필수 전달 사항은 사고 시 정확하고 차분하게 발생위치, 주소, 전화번호, 발생 경위, 상태, 위험물질, 환자의 수를 명확히 전달하는 것이다.

셋째, 구급차를 부른다. 응급상황 시 사람들은 당황한 나머지 구급차를 불러야 할 적절한 시점을 놓치는 경우가 있다. 구조요청을 하지 않은 채 일반차량으로 환자를 병원으로 이송하는 경우 환자에게 심각한 위험을 초래할 수 있음을 알아야 한다.

넷째, 환자발생현장까지 구급차가 도착하는 거리에 따라 수분~수십분 정도 소요 되므로 환자를 안전한 장소로 옮긴다.

다섯째, 응급처치를 실시한다. 대부분의 생명구조 활동은 가장 가까이에 있던 사람이 응급조치를 취했을 경우에 효과가 크다. 즉 주위에 있는 사람의 즉각적인 응급조치가 가장 바람직하다.

4. 응급환자의 정의

응급의료에 관한 법률에 명시된 응급환자의 정의는 '질병, 분만,

각종 사고 및 재해로 인한 부상이나 기타 위급한 상태로 인하여 즉시 필요한 응급처치를 받지 아니하면 생명을 보존할 수 없거나 심신상의 중대한 위해가 초래될 가능성이 있는 환자 또는 이에 준하는 자로서 보건복지부령이 정하는 자(응급의료에 관한 법률 제2조(정의) 및 동법시행규칙 제2조 제1호 관련)의 응급증상과 이에 준하는 증상'을 말한다.

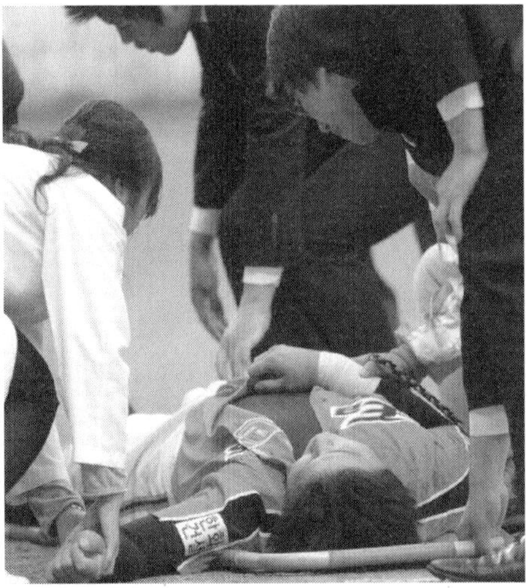

그림 1-2. 스포츠 손상

1) 응급증상

(1) 신경학적 증상은 급성의식장애, 급성신경학적 이상, 구토 및 의식장애 등의 증상이 있는 두부손상

(2) 심혈관계 증상은 심폐소생술이 필요한 증상, 급성호흡곤란, 심장질환으로 인한 급성, 흉통, 심계항진, 박동이상 및 쇼크

(3) 중독 및 대사 장애는 심한 탈수, 약물, 알코올 또는 기타 물질의 과다복용이나 중독, 급성대사 장애(간 부전, 신부전, 당뇨병 등)
(4) 외과적 증상은 개복술을 요하는 급성복증(급성복막염, 장폐색증, 급성췌장염 등 중요한 경우에 한함), 광범위한 화상(외부 신체 표면적의 18% 이상), 관통상, 개방성 및 다발성골절, 또는 대퇴부 및 척추의 골절, 사지를 절단할 우려가 있는 혈관 손상, 전신마취에 응급수술을 요하는 증상, 다발성 외상
(5) 출혈은 계속되는 각혈, 지혈이 안 되는 출혈, 급성 위장관 출혈
(6) 안과 증상은 화학물질에 의한 눈의 손상, 급성 시력 소실
(7) 알레르기는 얼굴 부종을 동반한 알레르기 반응
(8) 소아과적 증상은 소아경련성 장애
(9) 정신과적 증상은 자신 또는 다른 사람을 해할 우려가 있는 정신장애

2) 응급증상에 준하는 증상

신경학적으로 의식장애와 심혈관계 증상으로 호흡곤란이다. 외과적 증상은 화상, 급성복통을 포함한 전반적인 이상 증상, 골절, 탈골, 배뇨장애, 그리고 수술을 요하는 증상이다. 출혈은 혈관 손상이며, 소아관 증상은 소아경련이 있다. 산부인과 증상은 성폭력으로 인한 산부인과 검사 또는 처치가 필요한 증상이다.

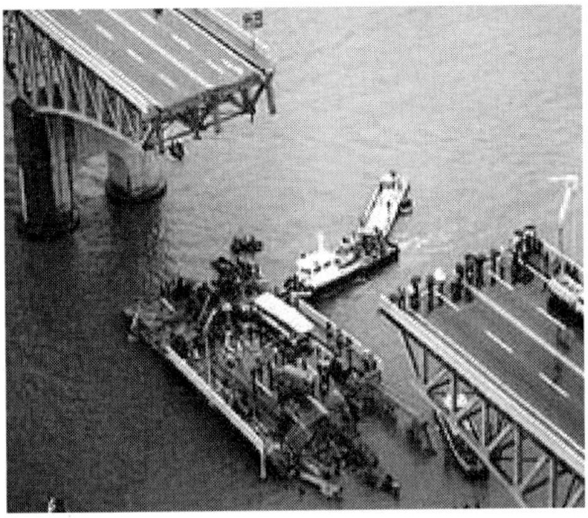

그림 1-3. 다리붕괴 사고

5. 응급상황준비

응급의료전문가로서 응급상황에 준비해야 한다. 이 본문을 읽는 것과 심폐소생술 과정을 거치는 것은 구조사가 직면할지도 모르는 다양한 응급상황을 위한 준비 중 단지 첫 번째에 불과하다. 응급처치를 준비하기 전에 추가적으로 인체적, 정신적인 준비를 갖춰야 할 것이다. 응급의료전문가로서 갖춰야 할 준비는 다음과 같다. 구조사는 구조 시 최대의 힘을 발휘하도록 체력훈련을 실시하고 직면할 상황에 대한 정신적 준비를 한다.

6. 전염병과 예방조치

응급의료전문가로서 응급처치와 관련된 질병과 전염의 위험을 숙지하고 있어야 한다. 구조사가 접할 전염성 질병은 경미한 것에서부터 생명을 위협하는 고통에 이르기까지 다양하다. 응급의료전문가들에게 특별한 주의가 필요한 혈액이나 공기로 감염되는 질병은 다음과 같다.

1) B형 간염, C형 간염

간염은 간에 나타나는 바이러스성 전염병이다. 바이러스는 간에 머물면서 극심한 손상(간경변)과 간암을 일으킬 수 있다. B형 간염과 C형 간염은 응급의료 전문가들이 가장 꺼려하는 것이다. 각각의 간염유형은 다른 종류의 바이러스에 의해 야기된다. B형 간염은 해마다 십만 이상 사람들에게 나타난다. B형 간염의 백신은 유용하고 모든 응급의료전문가에게 추천되고 있다. 연방법은 고용주에게 노출의 위험에 있는 고용자에게 백신을 제공할 것을 명시하고 있다. 백신을 받지 않았거나 B형 간염에 노출되었던 사람들은 2주에서 6달 이내에 증상과 징후를 경험하기 시작한다. B형 간염의 증상·징후는 감기와 유사하고 피로, 메스꺼움, 식욕부진, 복통, 황달(피부가 노랗게 되는 것)을 포함하고 있다. 비록 어느 정도의 B형 간염 환자들이 위와 같은 전형적인 증상·징후를 나타내지 않게 되더라도 여전히 그들의 혈액에 노출된 다른 사람을 감염시킬 수 있다. B형 간염처럼 C형 간염도 장기 간질환을 가져올 수 있다. 그러나 현재 C형 간염을 위한 백신이나 효과적인 치료법이 존재하지 않고 있는 실정이다.

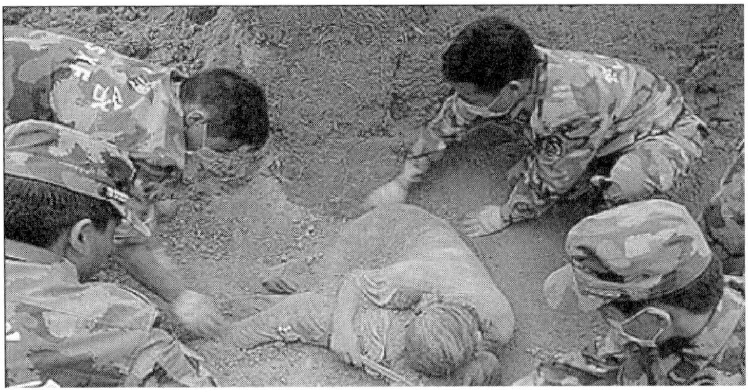

그림 1-4. 지진 속에서 아이를 안은 채 숨진 어머니의 모습

2) 인체면역결핍바이러스

HIV라고 알려진 인체면역결핍바이러스는 백혈구를 공격하고 인체의 면역력을 파괴시킨다.

후천성면역결핍증(AIDS)은 HIV의 감염의 결과이다. HIV는 혈액접촉을 통해 감염된다. 현재미국의 40만 명 이상의 사람들이 HIV에 감염되어 있으며, AIDS는 항상 치명적이다. 왜냐하면 HIV백신이 전무하기 때문이다. 가장 좋은 예방법은 혈액의 직접 접촉을 피하는 것이다.

3) 결핵

공기를 통해 감염되는 질병은 기침이나 재채기에 의해 공기 중으로 나오는 바이러스와 박테리아로 감염된다. 결핵(TB)은 호흡에 악영향을 끼치는 심각한 질병이다. 그것은 폐안에 정착하는 박테리아에 의해 야기된다.

결핵의 증상 및 징후는 기침, 피로, 체중손실, 흉통, 그리고 기침을 통한 객혈이 있다. 다제내성 결핵이라고 알려진 결핵의 균주가 확인되었다. 이 균주는 결핵환자가 항생제치료에 실패했을 때 발달하였다. 결핵균을 남기는 것은 항생물질에 대한 저항을 갖게 하고 환자는 결핵균 확산 때문에 재발로 고통을 받는다.

신체분비물격리(Body Substance Isolatren, BSI)는 개인보호장비를 가진 구조사와 환자 사이에 방어벽을 형성을 의미한다. 심장 또는 호흡의 응급상황에 반응하기 전에 구조사가 갖춰야할 표준 장비는 다음과 같다.

- 눈 보호를 위해 고글이나 양쪽에 차단벽이 있는 안경
- 라텍스, 비닐, 의료용 장갑
- 개인용 마스크
- 처치 후 즉시 손을 씻을 수 있는 소독된 수건이나 용액응급의료전문가로서 구조사는 연방과 주의 직업 안전위생관리국에 의해 기술된 어떤 종류의 질병에 대비하여 예방접종을 받을 자격이 있다. 구조사의 고용주는 또한 질병 전염의 가능성을 미연에 방지하기 위해 작업훈련과 기계조종 프로그램을 설치해야 한다. 직장에서 치료하도록 지정되었거나 치료받아야할 사람들을 지원한다. 간단한 치료로 감당되지 않는 비정규직원은 제외시킨다.

7. 구조 및 응급처치교육 근거(응급의료에 관한 법률)

제1조 (목적)

이 법은 국민들이 응급상황에서 신속하고 적절한 응급의료를 받을 수 있도록 응급의료에 관한 국민의 권리와 의무, 국가 · 지방자치단체의 책임, 응급의료제공자의 책임과 권리를 정하고 응급의료자원의 효율적인 관리를 위하여 필요한 사항을 규정함으로써 응급환자의 생명과 건강을 보호하고 국민의료의 적정을 기함을 목적으로 한다.

제14조 (구조 및 응급처치에 관한 교육)

① 보건복지가족부장관 또는 시 · 도지사는 응급의료종사자가 아닌 자로서 다음 각 호의 어느 하나에 해당하는 자에게 구조 및 응급처치에 관한 교육을 받도록 명할 수 있다. 〈개정 2002.3.25, 2007.12.14, 2008.2.29〉

1. 구급차등의 운전자
2. 「여객자동차 운수사업법」 제3조제1항에 따른 여객자동차운송사업용 자동차의 운전자
3. 「학교보건법」 제15조에 따른 보건교사
4. 도로교통 안전업무에 종사하는 자로서 「도로교통법」 제5조에 규정된 경찰공무원 등
5. 「산업안전보건법」 제32조제1항에 따른 안전 · 보건에 관한 교육의 대상자
6. 「체육시설의 설치 · 이용에 관한 법률」 제5조 및 제10조의 체육시설에서 의료 · 구호 또는 안전에 관한 업무에 종사하는 자
7. 「유선 및 도선사업법」 제22조에 따른 인명구조요원

8. 「관광 진흥법」 제3조제1항 제2호부터 제6호까지에 따른 관광사업에 종사하는 자 중 의료·구호 또는 안전에 관한 업무에 종사하는 자
9. 「항공법」 제2조제3호 및 제3호의2에 따른 항공종사자 또는 객실승무원 중 의료·구호 또는 안전에 관한 업무에 종사하는 자
10. 「철도안전법」 제2조제9호 가목부터 다목까지에 따른 철도종사자 중 의료·구호 또는 안전에 관한 업무에 종사하는 자
11. 「선원법」 제3조제1호에 따른 선원 중 의료·구호 또는 안전에 관한 업무에 종사하는 자

② 보건복지가족부장관 및 시·도지사는 대통령령으로 정하는 바에 따라 제4조제1항에 따른 응급처치 요령 등의 교육·홍보를 위한 계획을 수립하고 실시하여야 한다. 이 경우 보건복지가족부장관은 교육·홍보 계획의 수립 시 소방방재청장과 협의하여야 한다. 〈신설 2008.6.13〉

③ 제1항 및 제2항의 규정에 의한 구조 및 응급처치에 관한 교육의 내용 및 실시방법 등에 관하여 필요한 사항은 보건복지가족부령으로 정한다. 〈개정 2008.2.29, 2008.6.13〉

8. 법적 윤리적 고찰

현대의 심폐소생술은 약 40년 전에 주장된 것이다. 심폐소생지침은 건강관리체계의 의학적·비의학적환경에서 승인되었다. 소송이 증가함에 따라 심폐소생술을 포함하는 법적 윤리적 관심이 일어났

다. 구조사들은 그들의 권리나 책임만큼이나 이 논점에 대한 이해가 필요하다.

9. 행동의 의무

최초반응자들이 치료를 해야한다는 도덕적·윤리적 의무만을 가지고 있다 할지라도 응급의료전문가들은 치료를 제공하기 위한 뚜렷이 정의된 직업적 의미가 있어야한다. 이 법적의무는 '행동의 의무'라고 알려져 있다. 그것은 근무 중인 공무원, 공중안전직원, 증명되거나 허가가 된 전문가들에게 적용된다. 실패는 법적규제의 결과를 초래할 수 있다.

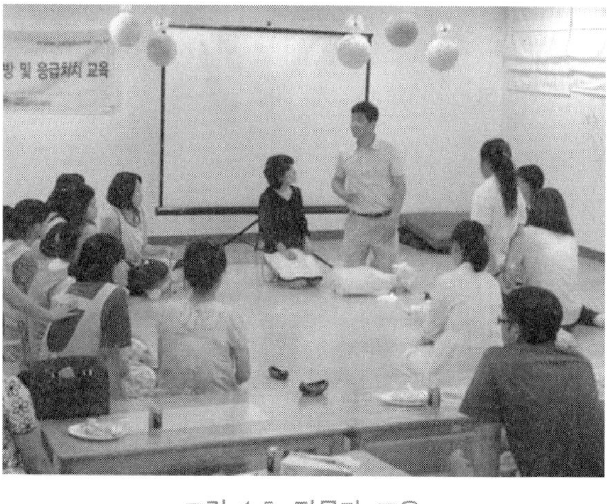

그림 1-5. 전문가 교육

10. 동의

법적 자격이 있는 사람은 심지어 거부가 환자의 생명을 단축시킬지라도 환자는 거부에 동의할 권리를 가지고 있다. 다양한 치료선택사항(치료를 받지 않는 것도 포함해서) 중 선택 할 수 있는 환자의 권리는 사전의사결정을 한 환자에게 의존된다.

왜냐하면 사전의사결정은 만일 사람이 의식을 잃거나 이성적인 판단을 할 수 없을 때는 불가능하기 때문에 묵시적 동의의 개념이 사용 되는 것이다. 이러한 경우에 만일 환자가 그렇게 할 수 있다면 생명을 구하는 치료에 동의할 것이라고 가정한다.

11. 사전의사결정서

최근 생명에 위기가 일어나기 전 환자가 결정하는 것을 허가하는 노력이 이루어져 왔다. 응급상황 전 고지에 입각한 결정이 행해질 때 그것은 보통 사전의사결정서라고 불린다. 사전의사결정은 대화, 문서지기, 사망선택유언, 그리고 건강관리제공자를 위한 대리인의 힘이 포함될 수 있다. 비록 사전의사결정서가 당신에게 유용할지라도, 필요한 그때의 신뢰도와 유효성은 극적으로 바뀔 수도 있다. 구조사는 지역에서의 실행 표준과 법적요구에 익숙해야 한다. 가족, 친구 또는 의사와 얘기하는 것은 사전의사결정의 가장 일반적 형태이다. 하지만 대화적 결정은 가장 신뢰 할 수 없고 쉽게 변할 수 있는 것이다. 게다가 지역 실행법규 또는 규정은 다양한 형태의 사전의사결정서의 수용을 제한할지도 모른다.

12. 선한 사마리아인 법 면책 조항

우리나라 응급의료법 제 5조 2항에 선의의 응급의료에 대한 면책 조항이 있다. 응급의료 면책은 "생명이 위급한 응급환자에게 해당하는 응급의료 또는 응급처치를 제공하여 발생한 재산상 손해와 사상에 대하여 고의 또는 중대한 과실이 없는 경우 해당 행위자는 상해에 대한 민형사상 책임을 지지 아니하고 사망에 대한 형사 책임은 감면한다." 로 규정하여, 선의의 구조자를 보호할 수 있는 법적 근거를 제공하고 있다. 상기 법률의 해당 행위자에는 일반인 및 의료종사자가 포함된다.

제2장

응급환자 평가

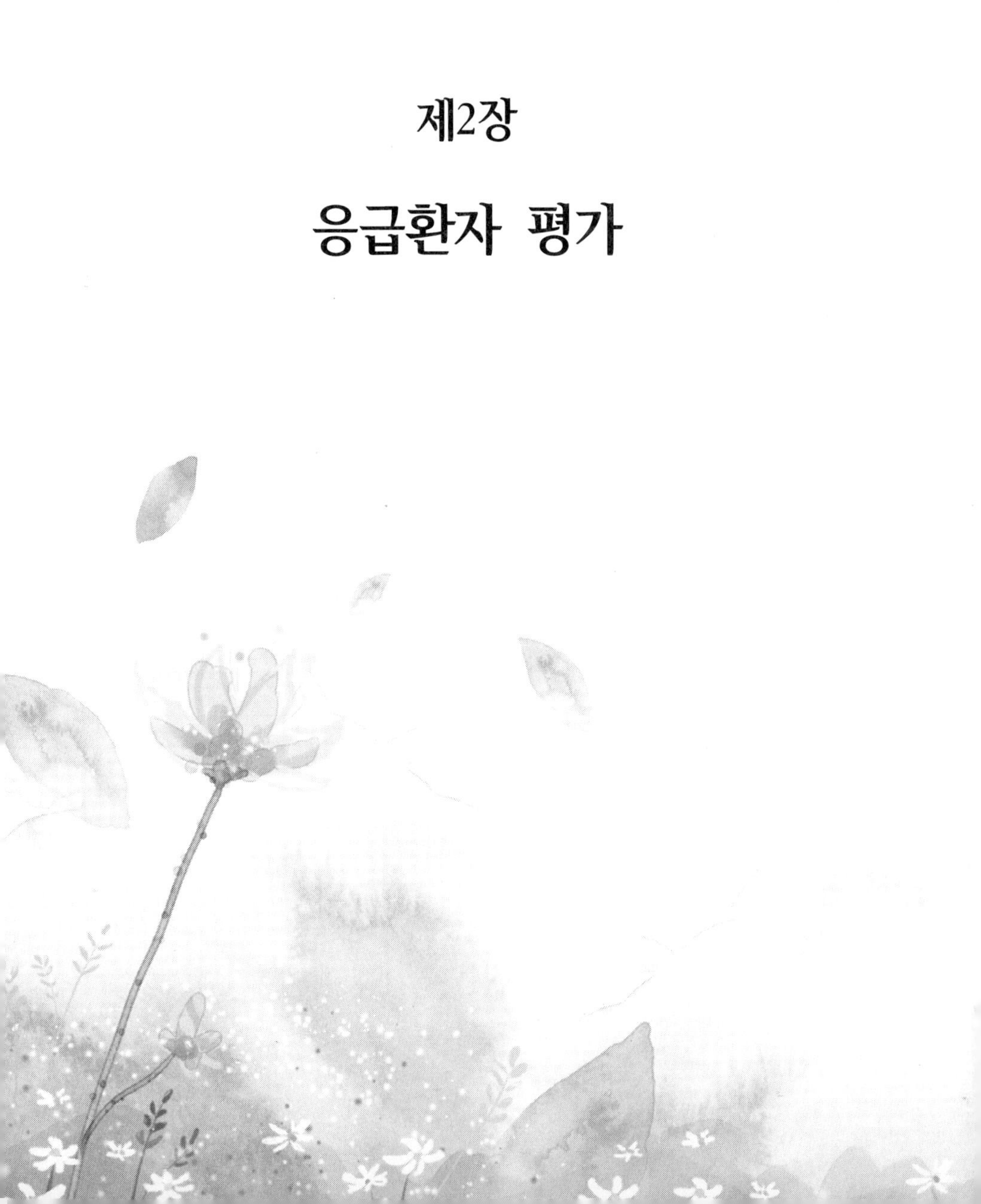

제2장. 응급환자 평가

환자평가(patient assessment)는 질적인 병원 전 처치를 제공하게 되는 기준이며, 또는 환자 처치에 영향을 줄 수 있는 가장 중요한 기술이다. 환자평가는 매우 복합적인 기술로 정보수집과 신체검사라는 두 단계로 구성되어 있다. 먼저 첫 번째 단계인 병력조사 단계에서, 환자에게 질문을 하여 환자가 가지고 있는 문제의 속성이나 특성 등을 파악하여야 하고, 환자가 말하는 것을 잘 듣고 분석하여야 하며, 또한 환자가 발견된 그 상황이나 환자가 있는 곳을 잘 관찰하여야 한다. 두 번째 단계인 신체검진에서는 환자의 주요 통증 호소들(chief complaints)을 알아내기 위해 또한 손상이나 질병의 징후들을 알아내기 위해 단순히 환자를 보거나 환자에게 물어보는 것으로만 평가할 것이 아니라 실제로 촉진이나 청진 등의 검진을 하여야 한다. 응급구조 업무에서의 가장 중요하고 기본적인 것은 문제 즉, 주호소나 119를 요청하게 된 주된 이유의 확인, 우선 순위의 설정 가장 심각한 것에서부터 덜 심각한 것에 관한, 처치계획 수립, 계획 수행 등이다. 사고 현장경험이 쌓아질수록, 출동요청이 많아질수록, 응급처치 지식이 늘어나고 환자평가 방법도 정확해 질 것이다.

1. 현장 안전

현장안전조사(scene safety)이다. 어떠한 구조요청에 있어서 고려

해야 하는 것이 응급처치자로서의 동료와 구조팀의 안전일 것이다. 신체분비물 격리 절차를 무시해서 질환에 감염이 될 수 있으니 장갑 등 개인보호 장비를 착용해야 한다.

손상기전(the mechanism of injury, MOI)이란, 외상으로 손상이 일어난 기전, 즉 신체에 손상을 일으키는 데에 작용한 힘을 말한다. MOI를 평가하고 조사하는 것은 사고로 인해 일어난 손상의 가능성과 중증도를 예측하는 데에 도움을 줄 수 있다.

질병의 특성(the nature of illness, NOI)은 환자가 앓고 있는 그 질환에 대한 일반적인 속성을 의미한다.

2. 1차 평가

1차 평가는 평가 과정 중 가장 집중된 시간과정이다 그 이유는 1차 평가는 생명을 위협하는 문제를 확인하고 관리하는 데에 초점을 두고 있기 때문이다 환자를 처음으로 보자마자 환자에게 말을 하고 환자를 만지거나 해서 첫 60-90초 사이에 ABCs에 따른 위험을 확인할 수 있어야 한다. 환자가 나타낸 초기 증상이나 주호소 등을 바탕으로 환자에 대한 일반적인 판단을 내려야 한다.

1) 기도가 개방되었는가? 기도가 개방된 상태로 지속적으로 유지될 수 있는가?
2) 환자가 호흡을 하는가? 하지 않는다면 구조 호흡을 해야만 한다. 둘째, 환자의 호흡이 있다면, 호흡이 적절한가?
3) 맥박 촉지를 통해 환자의 심혈관계 상태를 신속하게 평가해 볼 수 있을 뿐 아니라 심박동의 속도, 강도, 규칙성에 대해 평

가한다.

4) 체온은 피부와 호흡기계를 통해 열 생산과 열 소실을 조절한다. 체온의 변화는 체내 의미 있는 문제와 관련될 수 있다. 체온은 체내 또는 중심부 환경을 평가한다. 체온의 측정은 구강, 액와, 직장용이 있으며 최근에는 외이도 입구에 넣어 체온기로 측정한다. 이상의 결과를 분석하여 환자가 심각한 상태인지 확인하고 긴급이송을 할 것인지를 결정한다.

표 2-1. 환자평가

호 흡 음	가능한 원인/ 처치
코고는 소리	기도폐쇄 / 환자의 기도개방, 즉시이송
휘파람 소리	천식 같은 내과적 문제 처방된 약물을 복용하도록 환자를 돕고 즉시이송
거렁거렁 소리	기도에 분비물 / 기도흡인 : 즉시이송
새가 우는 소리	현장에서 치료할 수 없는 내과적 문제/즉시이송
맥 박	가능한 원인
빠르고, 규칙적이고 강함	운동, 싸움, 열, 고혈압, 출혈 초기단계
빠르고, 규칙적이고, 약함	쇼크, 출혈 후기
느림	두부손상, 약물, 중독, 심장질환, 소아의 산소부족
맥박 없음	심장정지(임상적 사망)
피 부	가능한 원인
차갑고 끈적거림	쇼크의 징후, 불안
차갑고 습함	신체의 열손실
차갑고 건조함	추위 노출
뜨겁고 건조함	고열, 열에 노출
뜨겁고 습함	고열, 열에 노출
오한, 푸르스름한 입술	추위노출, 통증, 공포

5) 환자의 정신 상태나 의식상태를 평가하는 가장 빠르고 가장 간단한 방법이 의식이 명료한지, 대화에 응하는지, 통증에 반응

하는지, 무반응인지를 확인하는 것이다 즉, 환자가 다음의 4개 영역: 사람, 장소, 시간 및 환자에게 일어난 사건 자체에 대해 잘 알고 의식하고 있는지 정신상태를 평가 해 볼 수 있다.

마지막으로 환자 우선순위 결정이다 평가 초기 단계에서 외상에 의한 내출혈(internal bleeding)이 있는 환자의 경우처럼 매우 제한된 시간 내에 응급처치를 받고 신속하게 이송해야 할 필요가 있는 환자들에 대해서는 응급처치의 우선순위를 결정할 필요가 있다.

응급상황이 일어날 수 있는 다양한 가능성을 염두에 두고 환자의 이송시 우선순위를 결정하여야 한다.

- 일반적 인상에서 환자가 아픈 상태로 건강해 보이지 않는다.
- 무의식환자 무의식은 결코 좋은 상태가 아닌 것으로 환자가 중대하고 심각한 상태에 놓여져있음을 의미한다.
- 의식은 있으나 지시에 따라하지 않음 의식의 변화 또한 나쁜 징후로 환자가 얼마나 나쁜 상태인가를 알아야 한다.
- 호흡곤란 호흡문제는 병원전 단계에서 환자가 호소하는 가장 흔한 증상의 하나이다. 호흡곤란이 있는 환자는 심각한 상태이며 노력성 호흡을 해야 하는 환자는 더욱 더심각한 상태이다.
- 저관류 상태나 쇼크는 고위험의 징후이다. 원위부 동맥에서의 맥박이 약하거나 없다면 오래 지속된 빈맥으로 인한 것이고 차고 축축하며 창백한 피부는 심각한 상태를 의미한다.
- 비정상분만 태아의 머리외의 다른 어떤 것이 밖으로 나오는 경우는 응급현장에서 감당하지 못할 가능성이 높은 응급상황이다.
- 이완기혈압이 100 mmHg 미만으로 흉통이 있는 경우 특히 빈맥이 있으면서 100 mmHg의 이완기혈압과 흉통이 있으며 환자가 불안정한 상태일 경우는 심장손상을 의심할 수 있다.

- 조절되지 않는 출혈 내출혈이나 외출혈이나 출혈이 조절되지 않으면 치명적일 수 있다.
- 심한통증 한밤중 잠을 깰 정도 의심한 통증은 높은 우선순위에 있는 환자로 생각하여야 한다.
- 다발성 손상을 입은 경우라 하더라도 여러 개의 작은 문제들이 하나의 큰 문제를 발생시킬 수 있음을 알아야 하고 환자 또한 심각한 상태로 진행 할 수 있으므로 우선순위에 이송결정을 해야 한다.

3. 병력 및 신체검사

환자의 주로 통증을 호소를 확인한 후 현병력에 대해 조사를 해야 한다. OPQRST라는 암기법을 사용함으로써 여러분이 주호소를 보다 더 정확하게 할 수 있다.

Onset(발병), Provocation(유발원인), Quality(특성), Radiation(통증 부위 방사 연관성), Severity(심각성) 및 Time(시간), 병력조사 및 신체검사를 위한 한 방법으로 SAMPLE이 있는데 SAMPLE 방법 역시 병력을 조사하기 위한 면담과정에서 유용하게 쓰 일 수 있다. SAMPLE은 주호소에 관한 Sign & symptom(징후 및 증상), Allergies(알레르기), Medication(약물), Pertinent Past history(과거병력), Last oral intake(마지막 먹은 음식), Events(현재 손상이나 질병과 관련된 사건을 나타낸다). 신체검사는 머리, 목, 흉부, 복부, 골반, 사지 그리고 신체 후면 순서로 출혈 또는 외상평가 한다.

손상 기전들이 생명에 위협을 줄 가능성이 있다.

- 자동차 오토바이 등으로부터 튕겨져 나온 경우

- 차량 내에 같이 있었던 다른 승객이 사망한 경우
- 환자 키의 3배 이상 높이에서 떨어진 경우
- 자동차 전복사고 경우나 안전벨트 미착용의 경우
- 고속으로 달리는 자동차 충돌사고 경우
- 자동차에 치인 사람의 경우
- 오토바이 충돌 사고 경우
- 두부 흉부나 복부에 관통상을 입은 경우

환자가 영아나 소아일 경우에 우선순위가 높은 손상 기전으로는 3m 이상 높이에서 떨어짐 자전거 충돌 자동차에 치이는 사고 등이다.

4. 지속적인 평가

1차 평가가 이루어진 후 시행하게 될 중요한 평가가 지속적인 평가이다 지속평가는 병원의 응급처치팀에게 환자를 인계해 줄 때까지 이송 중에도 주기적으로 시행하게 되는 평가인 것이다. 환자상태가 안정적이라면 매 15분마다 지속적인 평가를 해야 한다. 그러나 환자상태가 불안정한 상태에 있다면 매 5분마다 지속적인 평가를 반복하도록 노력하여야 한다.

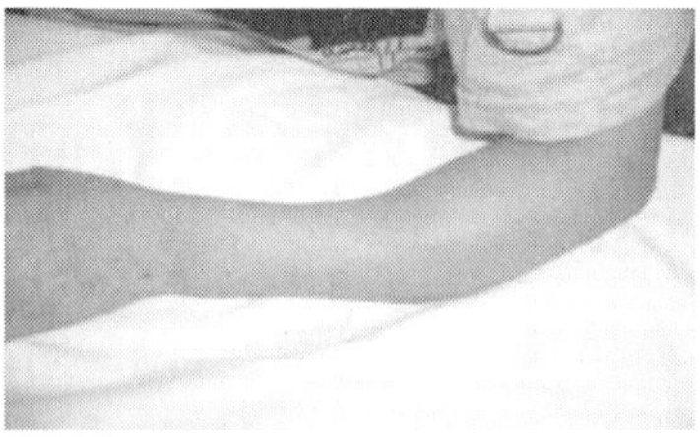

그림 2-1. 지속적인 평가

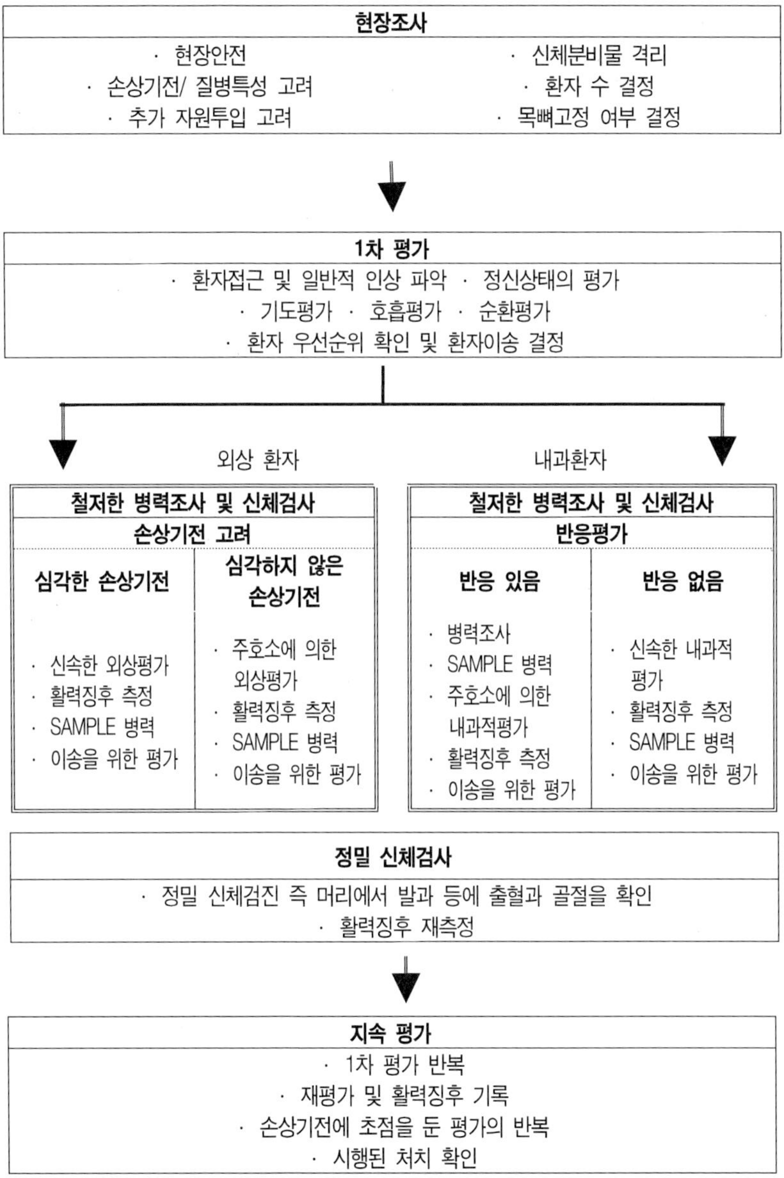

그림 2-2. 응급환자 관리 및 평가

제3장

심혈관계 응급처치

제3장. 심혈관계 응급처치

혈액은 두 개의 중요한 순환체계를 통하여 순환한다. 우선 폐순환은 혈액을 심장에서 허파로 순환하고 다시 심장에서 보내는 체계이고, 체순환은 혈액을 심장에서 조직과 세포로 순환하고 다시 심장으로 보내는 체계이다. 폐순환은 산소가 적은 혈액을 심장에서 폐로 운반하며 CO_2를 O_2로 교환한 후 산소가 많은 혈액을 심장으로 보낸다. 폐순환은 우심실에서 출발한 혈액이 폐동맥, 폐포의 모세혈관, 폐정맥, 좌심방을 거쳐 좌심실로 흐르는 과정이다. 폐순환을 통해 폐에서 산소와 이산화탄소의 교환이 이루어진다.

폐순환경로 : 우심실 --〉 폐동맥 --〉 폐포 --〉 폐정맥 --〉 좌심방

체순환은 영양소, 산소, 물 및 조직의 분비물을 순환시켜 심장으로 돌려보내며 조직의 대사과정에서 생성되는 노폐물과 CO2를 운반한다.

또한, 체온조절과 인체에 해로운 세균으로부터 보호하는 기능을 한다.

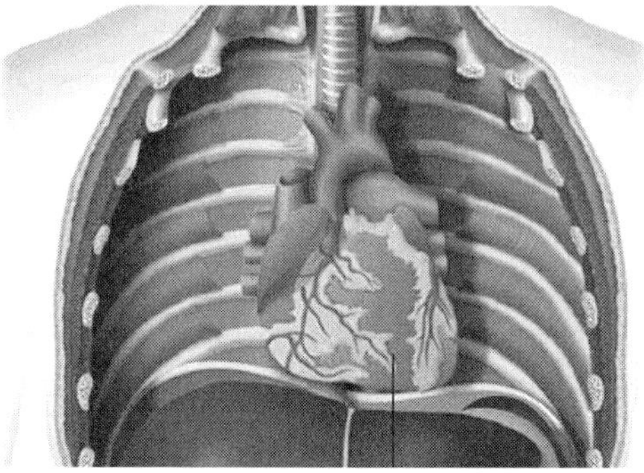

그림 3-1. 심장의 구조

체순환은 좌심실의 수축에 의해 좌심실을 나오는 혈액이 대동맥과 동맥을 지나 온몸의 조직과 기관에 있는 모세 혈관에 이르러 O_2를 주고 CO_2를 받아서 정맥과 대정맥을 거쳐 우심방으로 되돌아오는 과정이다.

체순환경로 : 좌심실 --〉 대동맥 --〉 온몸 --〉 대정맥 --〉 우심방

문맥순환은 체순환의 일부분이다. 이자, 위, 작은창자, 큰창자, 지라에서 유입되는 정맥혈은 문정맥을 거쳐 간에 이른다.

정맥혈은 심장에 귀환하기 전에 간으로 우회하는 것이 매우 중요하다.

식후 간에 도달한 혈액은 고농도의 포도당을 포함한다.

간은 여분의 포도당을 글리코겐으로 전환시킨다. 강력한 운동이나 작업 또는 일정한 기간 동안 음식을 섭취하지 않을 경우 저장되어있던 글리코겐은 포도당으로 전환된다. 또한 간은 약물과 독소를 해독시키고 인체에 유용하지 않은 호르몬을 분해시키며 아미노산 대사과정 중에 요소를 생산한다.

산소가 적은 정맥혈은 간정맥으로 유입된 후 아래대정맥으로 흘러 오른심방으로 흘러들어간다. 아래대정맥 내에 있는 혈액은 오른심방으로 들어간다.

태아순환은 태아에서 발생한다. 폐와 소화기계통을 사용하는 대신에 태아는 모체의 혈액으로부터 산소와 영양분을 얻는다. 태아와 모체의 혈액은 섞이지 않는다. 가스, 영양물 및 노폐물의 교환은 자궁내에 위치한 태반을 통하여 이루어진다.

1. 협심증

3개의 관상동맥 중 어느 한 곳에서라도 급성이나 만성으로 협착이 일어나는 경우, 심장의 전체 또는 일부분에 혈류 공급이 감소하면서 산소 및 영양 공급이 급격하게 줄어들어 심장근육이 이차적으로 허혈 상태에 빠지게 된다. 이러한 상황을 협심증이라고 한다.

1) 증상

주 증상은 가역적 흉통발작인데, 십여분 이내에 누그러지는 것이 특징이다.

직접적인 원인으로는 심근허혈을 유발하는 관상동맥의 경화성 협착, 연축등을 들 수 있다. 일반적으로 보행, 계단 오르내리기, 중노동 등을 하였을 때, 안정시에 일과성의 흉통 발작을 자각하면 협심증을 의심할 필요가 있다.

2) 합병증

부정맥, 심부전, 중풍, 심장파열, 심근경색의 재발 및 사망 등의 합병증이 올 수 있다. 특히 노령 환자에게는 몇 배나 더 높게 발생할 수 있다.

3) 일반 처치

* 수술 종료
* 활력 징후 확인
* 니트로글리세린 설하투여 (매 5분마다 0.2-0.6mg 또는 1~2회

분사, 15분에 걸쳐 최대 3회)

- 산소요구 감소시키기 위한 전부하 감소
- 심장 유량 증가를 위한 혈관 확장

* 환자가 편한 자세를 취하게 한다(들것에 45도 정도 곧게 세우고 반 기댄 자세).
* 옷 제거하기
* 산소투여(분당 4-10 L)
* 지속적인 EKG 감시와 맥박 산소측정기 감시
* 자동제세동기 준비
* 환자의 지속적인 재평가
* 병력 확인
* 니트로글리세린 3회 투여 후 증상이 완화 되지 않으면 심근경색으로 간주한다.
* 혈역학적으로 불안정일 경우 전문응급구조 처치
  - 니트로글리세린의 효과가 없는 경우
  - 전형적인 협심증 통증이 아닌 경우
  - 전문 처치
* 아스피린 325 mg 구강 투여
* 모르핀 2-4 mg 정맥 투여 매 5-10분마다 투여
* 전문심장 구조팀을 연결
* 병원 긴급 이송

2. 심근경색

3개의 관상동맥 중 어느 하나라도 혈전증이나 혈관의 빠른 수축(연축) 등에 의해 급성으로 막히는 경우, 심장의 전체 또는 일부분에 산소와 영양 공급이 급격하게 줄어들어서 심장 근육의 조직이나 세포가 죽는(괴사) 상황을 심근경색증이라 한다.

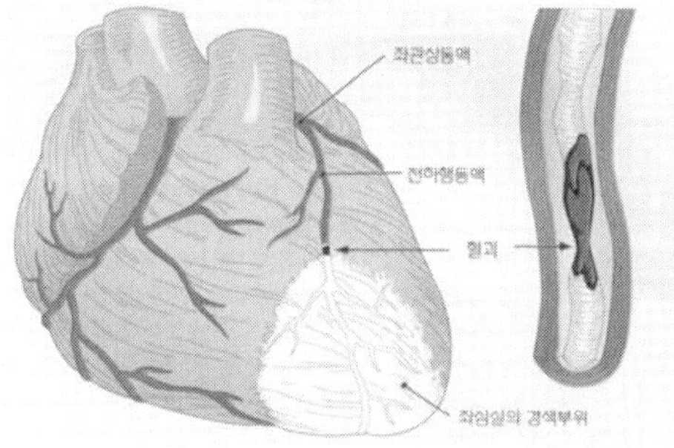

그림 3-2. 심근경색

1) 증상

대부분 갑자기 가슴이 아프다고 호소한다. 대개 '가슴을 쥐어짠다.', '가슴이 쎄한 느낌이 든다'고 호소하며 주로 가슴의 정중앙 또는 약간 좌측이 아프다고 호소하는 경우가 대부분이다. 흉통은 호흡곤란과 같이 발생하는 경우가 많으며, 대개 30분 이상 지속된다. 때에 따라서는 흉통을 호소하기도 전에 갑작스런 실신이나 심장마비로 응급실에 실려 가는 경우도 있다. 이런 경우에는 광범위한 부위에 걸쳐서 급성으로 심근경색증이 일어나는 경우가 많다.

2) 합병증

발생 부위의 기능부전 및 파열로 생길 수 있는 급성 승모판역류증, 급성 심실중격결손증 등이 있으며 이 같은 합병증이 있는 경우에는 수술이 필수적이다. 발생 부위가 매우 광범위한 경우에는 혈압이 떨어지는 심인성 쇼크가 발생하여 매우 위험할 수 있다. 앞에서 말한 것처럼 심실빈맥, 심실세동을 비롯하여 치명적인 부정맥이 동반되는 경우도 위험한 합병증 중의 하나이다.

3) 일반 처치

* 들것에 45도 정도 곧게 세우고 반 기댄 자세
* 기도 확보와 유지
* 전문응급구조팀 요청
  - 전문 처치
* 제세동기 준비
* 전문심장구조팀 연결
* 만약 알레르기가 없는 경우, 아스피린 325 mg 구강 투여
* 정맥로 확보
* 통증 감소
  - 니트로글리세린 설하투여 (0.4 mg) 매 5분 투여, 15분안에 최대 3회 투여
  - 산소 투여(100%)
  - 모르핀 2-4 mg 정맥 투여, 필요시 매 5-10분마다 투여
  - 약물 투여 후 활력 징후, 환자 재평가
* 환자의 느낌을 확인한다.
* 병원 긴급 이송

3. 심정지

심장마비를 일으키는 질환은 다양하다. 심근경색은 심장마비를 유발하는 가장 중요한 원인이며, 심장이 원활한 펌프의 역할을 하려면 심장 근육으로 충분한 산소와 영양분이 공급되어야 한다. 심장근육으로 혈액을 공급하는 관상동맥 혈관이 막혀 혈액 공급이 되지 않는 상태를 심근경색이라고 한다.

심장마비가 발생하면 온 몸으로 가는 혈액 순환이 중단되기 때문에, 바로 조치를 취하지 않으면 사망하거나 심각한 뇌손상이 발생한다. 뇌는 혈액 공급이 5분만 중단되어도 영구적으로 뇌손상이 될 수 있다. 10분이 지나면 뇌사상태가 될 수 있다. 심폐소생술은 심장이 마비된 상태에서도 혈액을 순환시켜, 뇌의 손상을 지연시키고 심장이 마비 상태로부터 회복시켜준다.

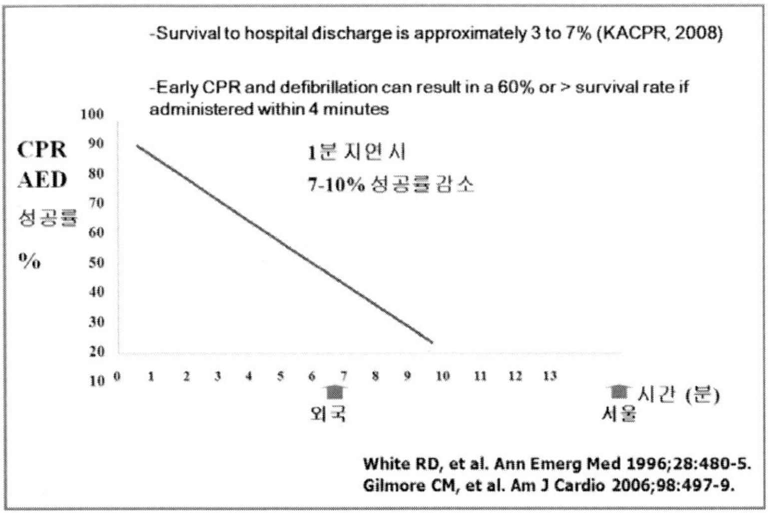

그림 3-3. CPR AED 성공률

1) 정의

심장박동이 정지해서 심장이 혈액을 방출할 수 없게 된 상태를 말한다. 모든 심근이 수축하지 않고 심장이 완전히 정지된 상태의 '심장정지'와 심근이 불규칙-무질서한 수축을 하지만, 박동으로서 혈액은 말초로 방출할 수 없는 상태의 '심실 잔떨림'이 있다. 임상적으로는 뇌가 비가역적인 변화를 받는 순환기능상실을 심장정지라고 부르고 있다. 적절한 중재가 없는 심장 율동은 치명적일 수 있다. 심실 세동(VF), 무맥성 심실빈맥(Pulseless VT), 무맥성 전기활동(PEA), 그리고 무수축(Asystole)이 포함된다.

2) 원인 (부정맥, 기도폐쇄, 호흡부전, 대량 출혈, 쇼크, 익사, 약물, 뇌손상)

(1) 심실세동(VF)

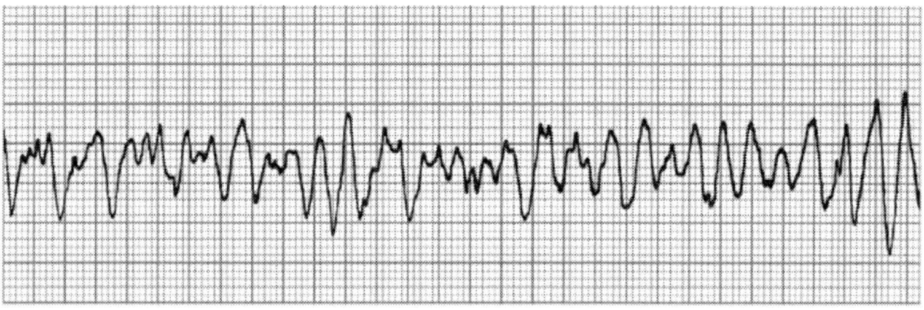

그림 3-4. 심실세동(VF)

심장의 박동에서 심실의 각 부분이 무질서하게 불규칙적으로 수축하는 상태. 심실 세동일 때는 심실에서 혈액이 박출되지 않으므로 순환부전을 일으켜서 사망하게 된다. 이때는 심장 마사지를 하거나 제세동기에 의하여 세동을 제거해야 한다.

(2) 무맥성 심실 빈맥(Pulseless VT)

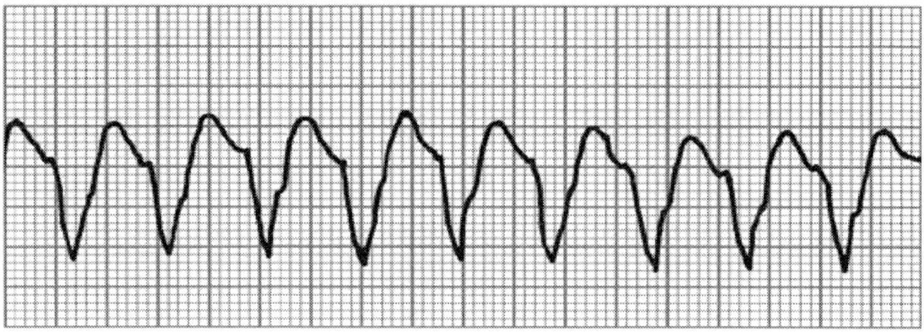

그림 3-5. 무맥성 심실 빈맥(Pulseless VT)

심장 박동수가 없고, 규칙적인 심실 율동이다. 심실 전기 자극이 연속적으로 나타나며 심장의 정상 심박 조율 부위를 무시하고 심방과 심실들이 비동시적으로 나타난다.

심근허혈, 저산소증, 산염기증, 전해질이상, 흉부 외상, 저체온 등의 원인으로 발생한다.

(3) 무맥성 전기활동(PEA)

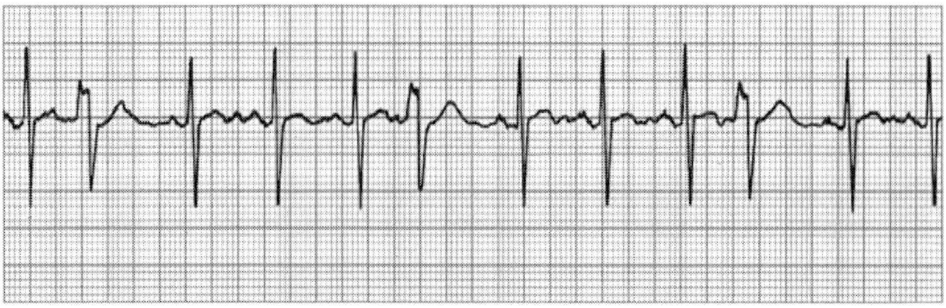

그림 3-6. 무맥성 전기활동(PEA)

전도에 전기활동이 관찰되지만 맥박이 확인이 안되는 상태. 이것은 심장으로의 혈액 유량이 감소 때문에 발생한다.

(4) 무수축(Asystole)

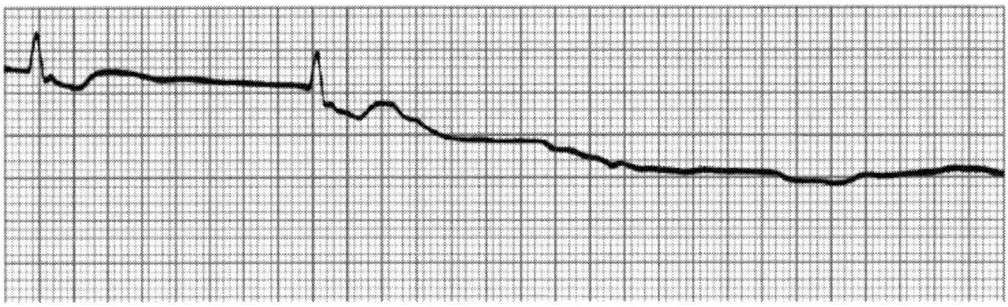

그림 3-7. 무수축(Asystole)

정지가 발생한 후 시간경과로 전기활동이 없는 경우와 자율성 장애로 무수축이 발생한 경우이다. 무수축은 심근에 혈액이 관류되지 않아 수축이 안되는 상태이다.

제4장

심폐소생술과 제세동법

제4장. 심폐소생술과 제세동법

1. 심폐소생술 개요

2010년 미국심장협회에서는 심폐소생술 순서를 가슴압박(Chest compression) - 기도개방(Airway open) - 인공호흡(Breathing)으로 정하였다. A-B-C 순서의 심폐소생술은 심정지의 초기에 가장 중요한 가슴압박까지의 시간을 지연시키는 것으로 많은 연구들이 나타났다. C-A-B 순서의 기본 소생술은 심정지 발생으로부터 가슴압박까지의 시간을 줄이고, 일반인은 인공호흡에 대한 부담감으로 인하여 심폐소생술을 시도하지 않을 가능성을 줄일 수 있을 것으로 예상된다. 심정지가 의심되는 사람을 발견 시 무의식, 무호흡, 비정상 호흡이 관찰될 때에는 심정지가 발생한 것으로 판단하도록 함으로써 심폐소생술은 심정지가 발생한 후 빠른 시간 내에 시작되어야 하기 때문에 심정지의 발생을 확인하거나 인지하는 과정에서 발생하는 시간 지연을 가능한 줄일 수 있어야 한다. 심정지 환자는 무의식, 무반응, 무호흡, 비활동적이다. 그러나 심정지 직후에는 비정상적인 호흡 즉, 심정지 호흡(agonal gasps)이 관찰되거나 경련발작에 의한 움직임이 동반될 수 있다. 심정지 환자를 목격한 사람이 빠른 시간 내에 심정지의 발생을 인지할 수 있어야 한다.

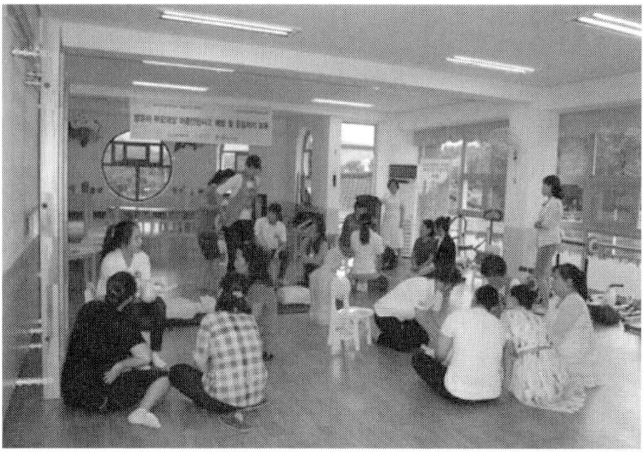

심정지란 다양한 원인에 의해 심장의 박동이 정지되어 조직으로의 산소공급이 중단되어 기능이 상실된 상태를 말한다. 특히 이 때문에 뇌의 기능이 멈추게 되어 4분이 지나게 되면 임상적 사망, 10분이 지나게 되면 생물학적 사망에 이르게 된다. 이를 살리기 위해 심정지가 의심되는 환자에서 반응, 호흡, 맥박의 유무를 확인하여 심폐소생술이 필요하다고 판단되면 즉시 심폐소생술을 시행하여야 한다.

심폐소생술 목적은 심정지가 의심되는 환자에서 인공으로 호흡과 혈액순환을 유지하도록 하여 조직 내에 산소를 공급하는 것이다. 심장과 환자에 대한 연구에서 목격자가 심폐소생술을 하고자 시도한 경우 생존 비율이 증가한 연구 결과 때문에 C(가슴압박)→A(기도개방)→B(호흡) 순서를 따르게 되었다. 이 때문에 호흡확인 과정이 생략되고 흉부압박 심폐소생술이 강조되었다. 만약 구조자가 교육을 받지 않았거나 능숙하지 않는 경우에는 가슴압박만을 하도록 권장된다.

심장근육으로 혈액을 공급하는 관상동맥혈관이 완전히 막혀 혈액순환이 되지 않는 상태를 심근경색이라고 한다. 가슴 뻐근하거나 조이는 불편한 느낌이 지속되고, 팔과 등, 목, 턱 등으로 방사되거나, 숨이차고 두근거리고, 식은땀, 구역질, 어지럼증 등의 급성 심근경색의 증세가 있으면, 119에 도움을 요청해야 한다.

표 4-1. 성인, 소아, 영아 심폐소생술

<table>
<tr><th colspan="2" rowspan="2">구 분</th><th colspan="3">권장사항</th></tr>
<tr><th>성인</th><th>소아</th><th>영아</th></tr>
<tr><td colspan="2">심정지 환자 확인</td><td colspan="3">일반인 : 무반응, 무호흡, 비정상 호흡(agonal gasps)
의료인 : 목동맥 맥박 확인 10초</td></tr>
<tr><td colspan="2">시행순서</td><td colspan="3">가슴압박(C) → 기도확보(A) → 인공호흡(B)</td></tr>
<tr><td colspan="2">압박속도</td><td colspan="3">분당 100-120회</td></tr>
<tr><td colspan="2">압박깊이</td><td>최소 5-6cm</td><td>흉부전후 직경의
최소 1/3 약 5cm</td><td>흉부전후 직경의
최소 1/3 약 4cm</td></tr>
<tr><td colspan="2">이물에 의한 기도폐쇄</td><td colspan="2">하임리히법</td><td>등두리기 및 흉부압박</td></tr>
<tr><td rowspan="2">맥박 확인</td><td>일반인</td><td colspan="3">확인 안함</td></tr>
<tr><td>의료인</td><td colspan="2">목동맥</td><td>위팔동맥 또는
넙다리동맥</td></tr>
<tr><td colspan="2">흉부압박 위치</td><td colspan="2">흉골의 아래쪽 절반 지점, 양측 유두
사이 가운데</td><td>유두선의 바로 아래
(흉골의 아래쪽 1/2)</td></tr>
<tr><td colspan="2">압박 방법</td><td>양 손으로 압박</td><td>한 손 또는
양손</td><td>2개 손가락, 양
엄지손가락</td></tr>
<tr><td colspan="2">흉벽반동</td><td colspan="3">흉부압박 간 완전한 반동 이완이 가능하게 함</td></tr>
<tr><td colspan="2">압박중단</td><td colspan="3">흉부압박 시 중단은 최소화 할 것 (중단 시간 10초 미만)</td></tr>
<tr><td colspan="2">기도확보</td><td colspan="3">머리 젖히고 턱들어올리기
(외상의심시 턱밀어올리기:의료인만 해당)</td></tr>
<tr><td colspan="2" rowspan="2">흉부압박 대 인공호흡
비율</td><td>30:2(1~2인)</td><td colspan="2">30:2 (1인), 15:2(2인)</td></tr>
<tr><td colspan="3">전문기도 확보시 가슴압박과 상관 없이 6-8초 마다 인공호흡(
분당 8-10회)</td></tr>
<tr><td colspan="2">인공호흡: 구조자가
교육을 받지 않았거나
능숙하지 못한 경우</td><td colspan="3">가슴압박만 실행</td></tr>
<tr><td colspan="2">제세동</td><td colspan="3">제세동 부착
성인은 기기에 따라 자동으로 에너지 설정되며,
소아와 영아는 2-4J/kg으로 제세동 시행</td></tr>
</table>

* 연령 구분: 성인은 만 8세 이상, 소아는 만 1-8세까지, 영아는 만 1세미만, 신생아는 출산 후 1개월. 맥박이 있으며 호흡곤란일 경우 5-6초마다 인공호흡 실시

2. 성인 심폐소생술

반응이 없는 환자를 발견한 경우 알고리듬에 따라 기본소생술을 시행하도록 한다. 음성이나 자극에 대한 반응이 없는 경우 소생의 고리 순서에 따라 즉시 119에 신고하여 응급의료체계를 가동시키고, 심폐소생술을 이용하여 허혈성 손상을 최소화하고, 자발순환과 자발호흡을 되살리기 위해 제세동을 포함한 전문소생술이 신속하게 시행되도록 한다. 심폐소생술의 순서에서 인공호흡 이전에 가슴압박을 먼저 하도록 권장한다. 심폐소생술의 순서는 가슴압박(compression)-기도유지(airway)-인공호흡(breathing)의 순서(C-A-B)이다. 심폐소생술을 교육받지 않았거나, 심폐소생술에 익숙하지 않은 일반인에게는 인공호흡은 시행하지 않고 가슴압박만 하는 '가슴압박 심폐소생술(hands-only CPR)'을 권장한다. 가슴압박 소생술을 하면, 심정지 환자에게 아무 것도 하지 않는 것보다 생존율을 높일 수 있다. 그러나 의료인은 가슴압박과 인공호흡을 함께 하는 심폐소생술을 시행해야 한다. 심정지의 즉각적인 확인은 무반응과 비정상적인 호흡의 유무로 판단한다. 비정상적인 호흡이란 환자가 숨을 쉬지 않거나, 심정지 호흡(agonal gasping)과 같이 정상이 아닌 모든 형태의 호흡을 말한다.

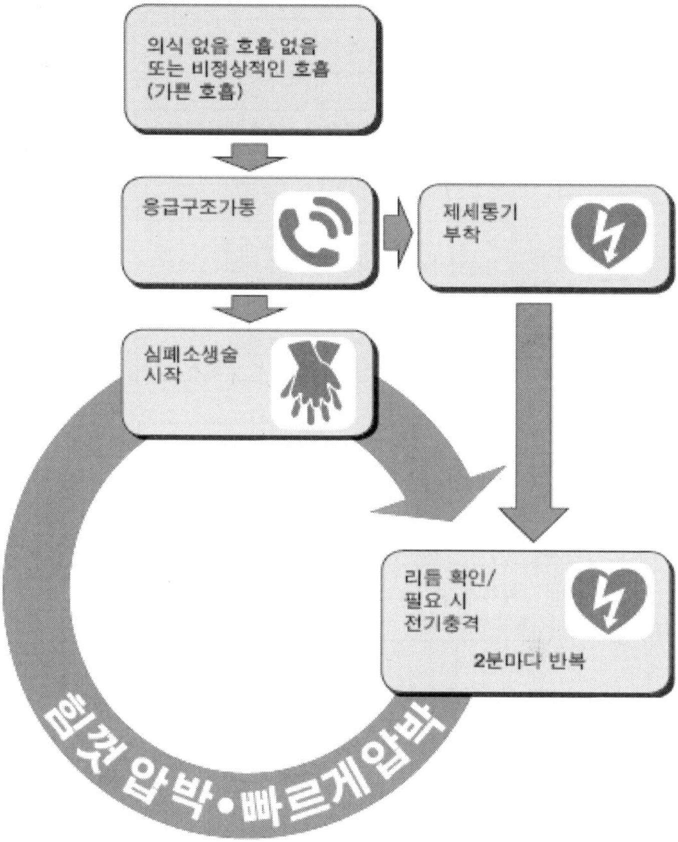

그림 4-1. 일반인 심폐소생술 단순화 알고리듬

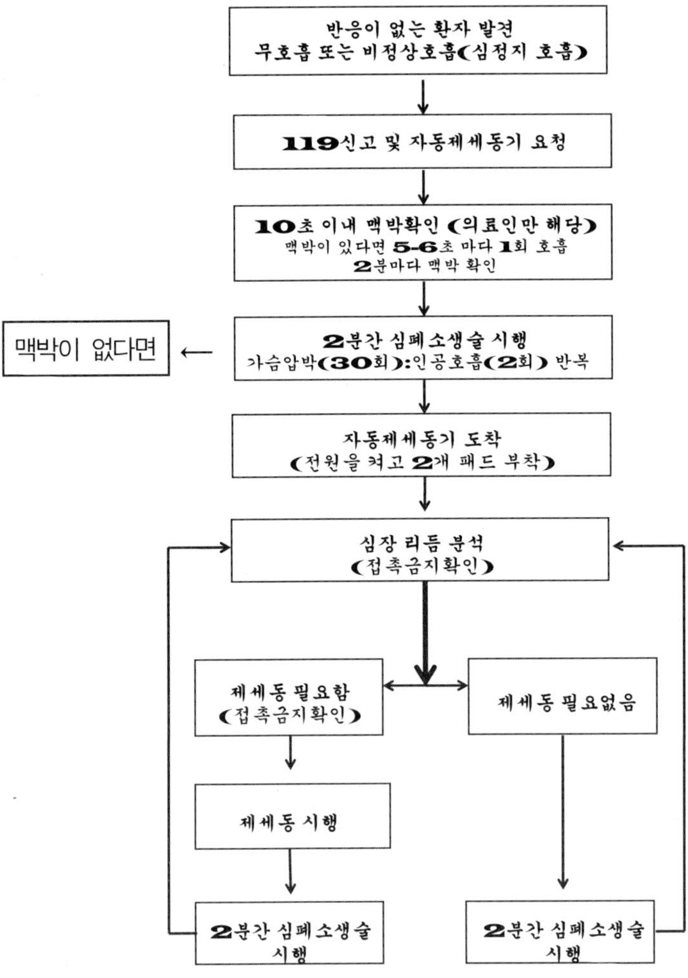

그림 4-2. 성인 심폐소생술 순서

1) 환자의 반응 확인

환자의 양쪽 어깨를 가볍게 두드리며 의식을 확인한다. 환자에게 접근하기 전에 구조자는 현장상황이 안전한지를 우선 확인하여, 안전하다고 판단되면 환자에게 다가가 어깨를 가볍게 두드리며 "여보세요"한다. 반응이 없고, 호흡이 없거나 심정지 호흡처럼 비정상적인 호흡을 보인다면 심정지 상태로 판단한다. 특히, 심정지 호흡은 심정지 환자에게서 수 분간 흔하게 나타나며, 이러한 징후를 놓치면, 심정지 환자의 생존 가능성은 낮아진다.

일반인은 반응을 확인한 후 반응이 없으면 119에 신고 후 응급의료상담원의 안내에 따라 바로 가슴압박을 실시한다.

그러나 의료인은 반응을 확인 시 호흡의 유무 및 비정상 여부를 결정해야 한다. 마찬가지로 반응이 없고 정상 호흡이 아니라고 판단되면 심정지 상황으로 인식해야 한다. 비정상 호흡 중 판단이 필요한 중요한 호흡이 심정지 호흡이다. 심정지 호흡은 환자에서 심정지 발생 후 초기 1분간 40% 정도에서 나타날 수 있다. 심정지 호흡을 심정지의 징후라고 인식하는 것이 신속한 심폐소생술을 진행하고 소생 비율을 높이는데 매우 중요하다. 반응이 없으나 정상의 호흡을 보이는 경우에는 회복자세로 한다.

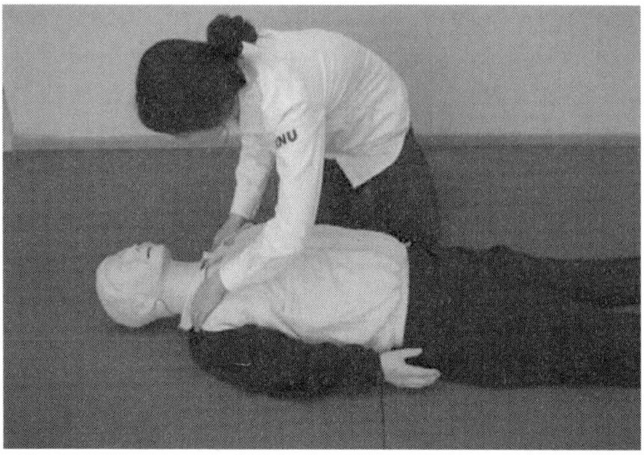

그림 4-4. 반응 확인

2) 119 신고와 제세동기(AED) 요청

움직임이나 자극에 대한 반응이 없는 경우 바로 119에 신고하고, 주변에 제세동기(AED)가 있는 경우에는 설치를 준비하고 그렇지 않은 경우에는 제세동기(AED)를 요청한다.

119에 신고할 경우에는 응급의료상담원에게 사고 장소와 상황, 환자의 인원과 상태, 필요한 도움 등에 대한 많은 정보를 주어야 한다. 전화하는 사람은 전화상담원이 전화를 끊어도 된다고 할 때까지 절대 먼저 끊어서는 안 된다.

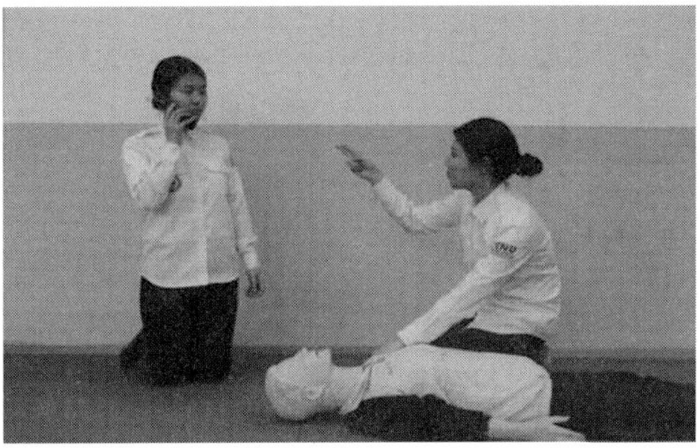

그림 4-4. 119 신고

3) 맥박확인(의료인만 해당)

2010년 미국심장협회에서 발표한 가이드라인에서 일반인은 맥박 확인을 확인 하지 않는다. 반응이 없는 환자가 정상적인 호흡을 보이지 않는 경우에 일반인들은 맥박 확인을 하지 않고 바로 가슴압박을 하도록 권장한다. 특별히 숙련된 의료인이나 응급의료종사자가 아니면 굳이 맥박을 확인할 필요는 없다. 응급의료종사자의 경우에만 해당되며 주로 목동맥을 이용하여 맥박을 확인하는데 10초 이상 걸려서는 안 된다. 만약 10초 이내에 맥박을 확인하지 못하면 심폐소생술을 시행하거나 자동제세동기를 사용한다.

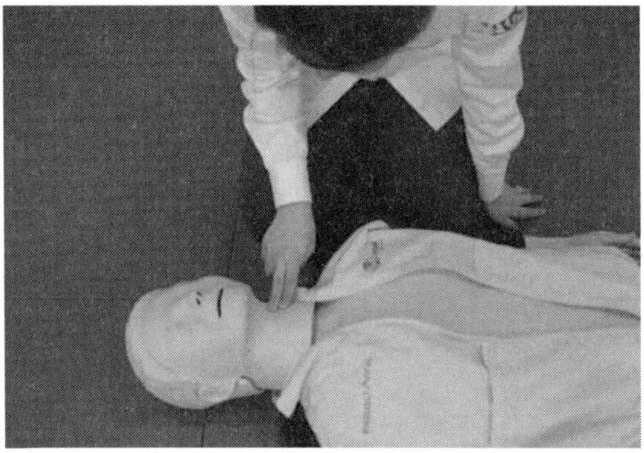

그림 4-5. 맥박 확인

4) 가슴압박

환자의 가슴 유두선상 가운데로 복장뼈와 만나는 지점을 한 손바닥을 올려놓고, 그 위에 다른 한 손을 깍지 끼고, 손가락은 환자의 가슴에 닿지 않도록 주의하며, 손꿈치를 이용하고 양팔을 바로 편 상태에서 상체체중을 실어서 강하고 빠르게 가슴압박 한다. 분당 최소 100회의 속도로, 최소 5cm 깊이로 압박한다.

가슴압박 후 이완이 제대로 이루어지지 않으면, 흉강 내부의 압력을 증가시켜 관상동맥과 뇌동맥으로 가는 혈류를 감소시키므로 압박 후 이완이 정상위치로 완전히 올라오도록 한다. 심폐소생술 동안 분당 시행되는 가슴압박의 수는 자발순환회복 및 양호한 신경기능을 유지한 생존율을 결정하는 중요한 요소이므로 시행횟수가 많을수록 생존율이 높았다는 연구결과가 있다. 그러므로 가슴압박 중단은 심폐소생술에 의한 혈류를 급격히 감소시키므로, 가능하면 최소화하도록 한다. 가슴압박과 인공호흡의 비율은 1-2인 구조자일 경우 30:2로 한다. 가슴압박 이후 다음 압박을 위한 혈류가 심장으로 충분히 채워지도록 각각의 압박 이후 가슴의 이완이 충분히 이루어지도록 한다. 일반인은 '가슴압박 심폐소생술'을 하도록 권장한다. 그러나 익수 혹은 약물중독으로 인한 질식성 심정지(asphyxia arrest), 심정지로부터 시간이 경과한 경우에는 가슴압박과 반드시 인공호흡을 시행해야 한다. 의료인은 가슴압박과 인공호흡을 함께 하는 심폐소생술을 실시한다.

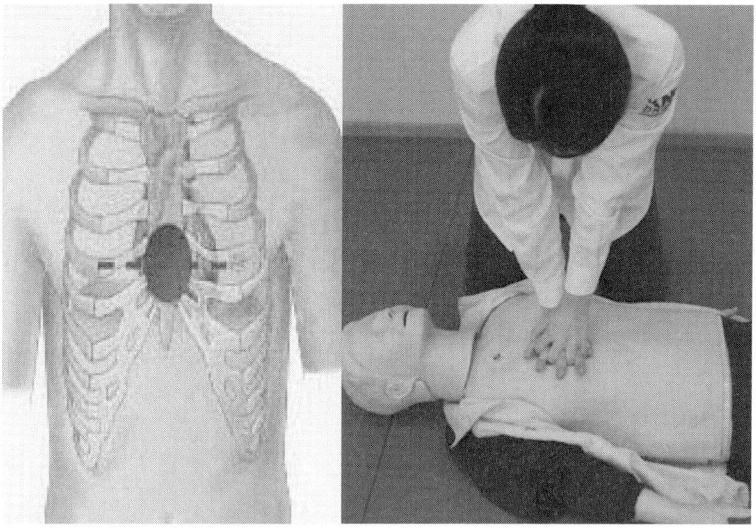

그림 4-6. 압박위치와 가슴압박

5) 2회 인공호흡

일반인일 경우, 환자의 외상 유무와 관계없이 머리 젖히고-턱 들어올리기(head tilt-chin lift) 방법으로 기도확보를 시도하고, 응급의료종사자인 경우, 외상이 의심되는 환자에서 턱 밀어올리기(jaw thrust) 방법으로 기도확보를 시도한다.

환자의 기도를 개방한 상태에서 코를 막고 환자의 가슴이 충분히 올라올 정도로 1초간 1번 불어넣기를 시행한다. 흉부압박 지연을 막기 위해 불어넣기는 2회 초과하지 않도록 한다. 기관내삽관 등 전문기도가 유지되고 있는 경우에는 더 이상 30:2의 비율을 지키지 않고 한 명의 구조자는 분당 최저 100회(최고 120회)의 속도로 가슴압박을 계속하고 백-밸브 마스크로 6~8초에 한번씩(8~10회/분) 호흡을 보조한다.

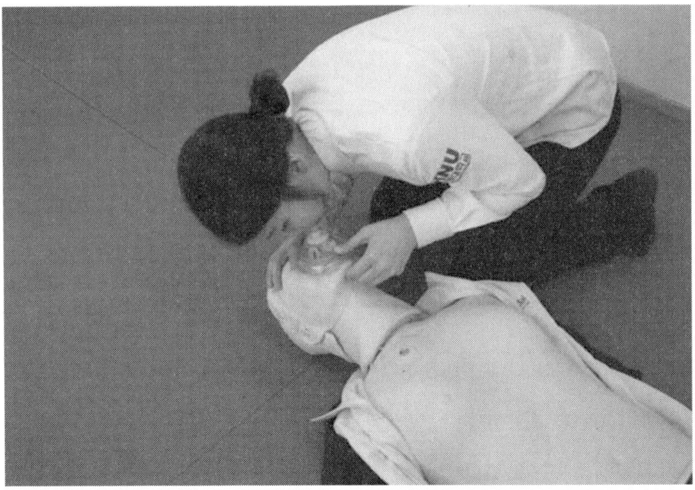

그림 4-7. 인공호흡

① 1초에 걸쳐 인공호흡을 한다.
② 가슴상승이 눈으로 확인될 정도의 일회호흡량으로 호흡한다.
③ 2인 구조자 상황에서 인공기도(기관 튜브, 후두마스크 기도기 등)가 삽관된 경우에는 1회 호흡을 6-8초마다 시행한다.
④ 가슴압박 동안에 인공호흡이 동시에 이루어지지 않도록 주의한다.
⑤ 인공호흡을 과도하게 하여 과환기를 유발하지 않는다.

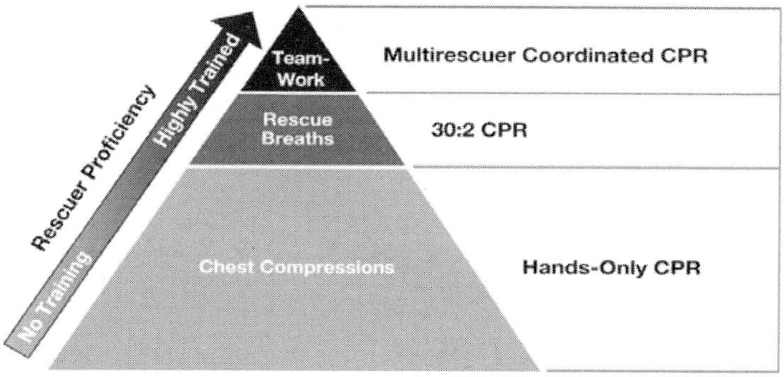

그림 4-8. 구조자의 전문화 단계

3. 소아 심폐소생술

소아 및 영아에서 인공호흡을 하기 전에 먼저 가슴압박 심폐소생술을 시행(C→A→B)한다. 심폐소생술은 인공호흡 2회보다는 소아의 체구에 맞게 한손을 이용하여 흉부압박 30회(1인 구조자일 경우) 또는 흉부압박 15회(2인 구조자일 경우)로 시작해야 한다.

1) 환자의 반응 확인

소아의 양쪽 어깨를 가볍게 두드리며 "여보세요?"라고 한다.

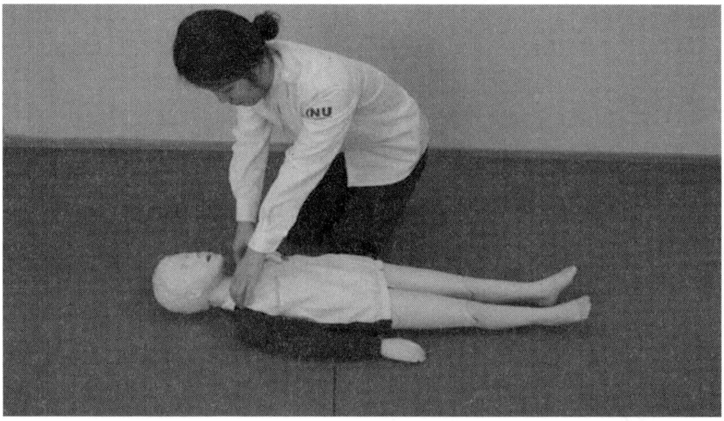

그림 4-9. 소아의 반응 확인

2) 119에 전화 신고와 자동제세동기(AED) 요청

움직임이나 자극에 대한 반응이 없는 경우 바로 119에 신고하고, 주변에 제세동기가 있는 경우에는 설치를 준비하고 그렇지 않은 경우에는 제세동기를 요청한다.

119에 신고할 경우에는 응급의료상담원에게 사고 장소와 상황, 환자의 인원과 상태, 필요한 도움 등에 대한 많은 정보를 주어야 한다. 전화하는 사람은 전화상담원이 전화를 끊어도 된다고 할 때까지 절대 먼저 끊어서는 안 된다.

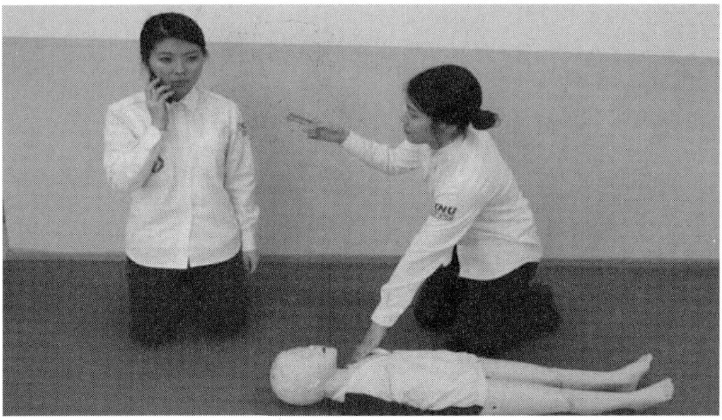

그림 4-10. 119신고

3) 맥박확인(의료인만 해당)

응급의료종사자의 경우에만 해당되며 주로 목동맥을 이용하여 맥박을 확인하는데 10초 이상 걸려서는 안 된다. 만약 10초 이내에 맥박을 확인하지 못하면 심폐소생술을 시행하거나 준비된 자동제세동기를 사용한다.

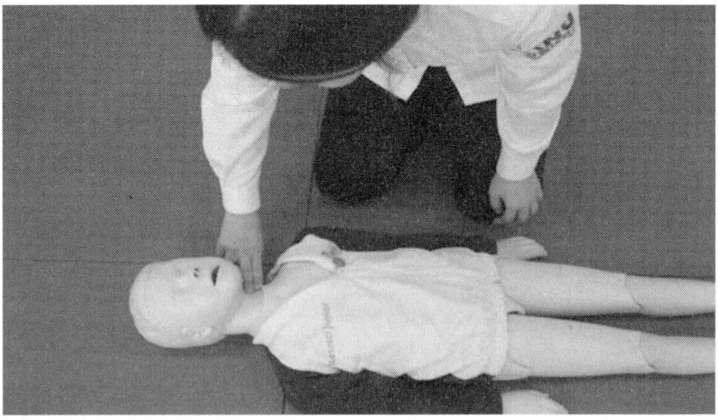

그림 4-11. 맥박확인

4) 가슴압박과 인공호흡(30:2)

환자의 가슴 유두선상 가운데로 복장뼈와 만나는 지점을 분당 최소 100-120회의 속도로, 흉부전후직경 최소 1/3 혹은 약 5cm 깊이로 한손으로 압박한다.

1인 구조자일 경우 가슴압박과 인공호흡 비율을 30:2 비율로 하고, 2인 구조자일 경우 15:2의 비율로 한다.

구조자가 일반인일 경우, 환자의 외상 유무와 관계없이 머리 젖히기-턱 들어올리기(head tilt-chin lift) 방법으로 기도확보를 시도하고, 응급의료종사자인 경우, 외상이 의심되는 환자에서 턱 밀어올리기(jaw thrust) 방법으로 기도확보를 시도한다.

환자의 기도를 개방한 상태에서 코를 막고 환자의 가슴이 충분히 올라올 정도로 1초간 1회 인공호흡을 2회 시행한다.

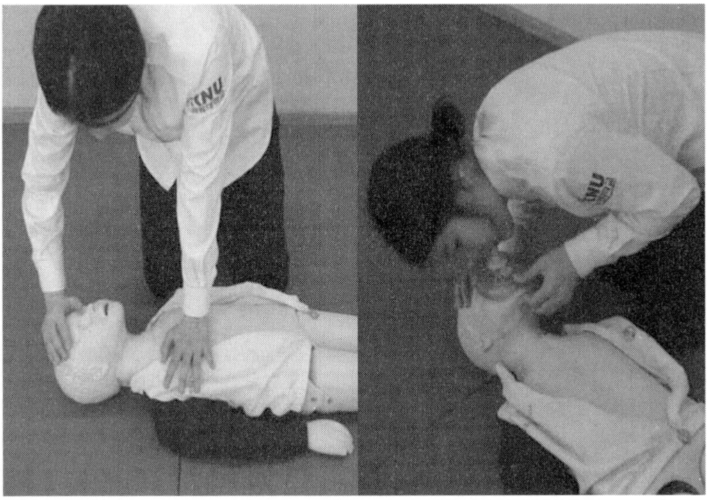

그림 4-12. 가슴압박과 인공호흡

표 4-4. 성인/소아 심폐소생술

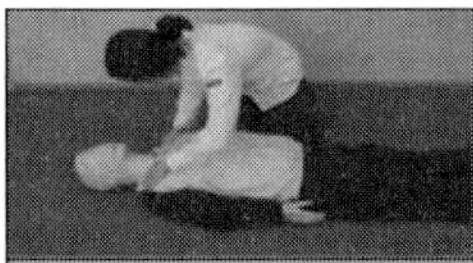	**1. 의식/반응 확인** 환자의 양 어깨를 가볍게 두드리며 "여보세요" 한다. 반응이 없고, 호흡이 없거나 심정지 호흡처럼 비정상적인 호흡을 보인다면 심정지 상태로 판단한다.
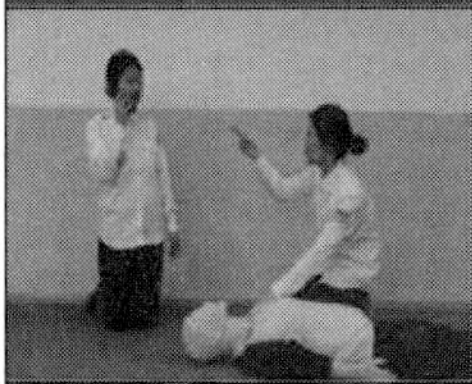	**2. 119 신고 및 자동제세동기(AED) 요청** 움직임이나 자극에 대한 반응이 없는 경우 바로 119에 신고하고, 주변에 자동제세동기(AED)가 있는 경우에는 설치를 준비하고 그렇지 않은 경우에는 자동제세동기(AED)를 요청한다. 119에 신고 시 전화상담원이 전화를 끊어도 된다고 할 때까지 절대 먼저 끊지 않으며 많은 정보를 주어야 한다.
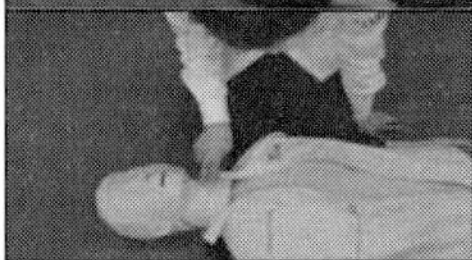	**3. 맥박확인(일반인 제외)** 응급의료종사자나 숙련된 의료인의 경우에만 해당되며 주로 목동맥을 이용하여 맥박을 확인하는데 10초 이상 걸려서는 안된다.
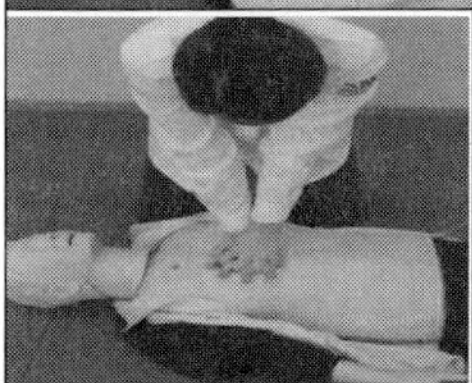 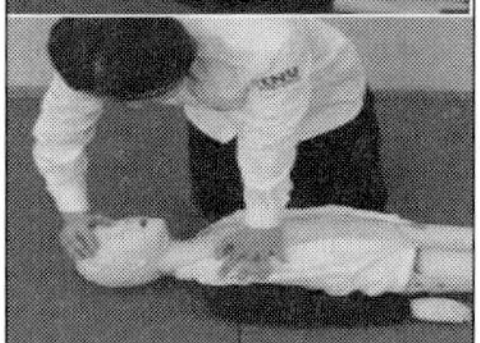	**4. 가슴압박 30회** 환자의 가슴 유두선상 가운데로 복장뼈와 만나는 지점에 한 손바닥을 올려놓고, 그 위에 다른 한 손을 깍지 껴(소아의 경우 한 손으로) 압박한다. 이 때 손가락은 환자의 가슴에 닿지 않도록 하며 양팔을 바로 편 상태에서 상체 체중을 실어서 손꿈치를 이용하여 강하고 빠르게 압박한다. 분당 최소 100회 속도로, 최소 5cm 깊이(소아의 경우 흉부 전후직경 최소 1/3 혹은 5cm)로 30회 압박하며 압박 후 정상위치로 완전히 올라오도록 충분히 이완시켜준다. 소아의 경우 1인구조자일 경우 가슴압박과 인공호흡을 30:2비율로, 2인구조자의 경우 15:2의 비율로 시행한다.
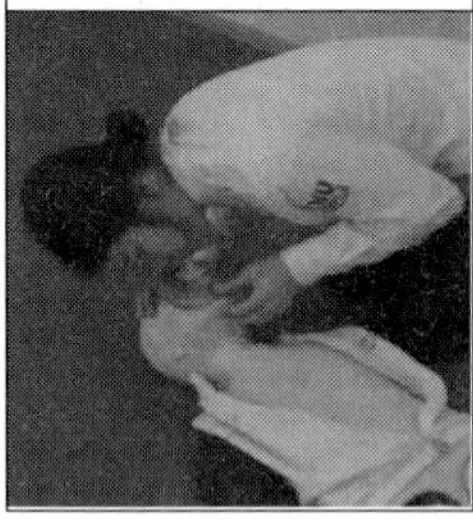	**5. 기도확보 및 인공호흡** 익수, 약물중독에 의한 질식성 심정지, 심정지로부터 시간이 경과한 경우 가슴압박과 반드시 인공호흡을 실시한다. 일반인의 경우 머리 젖히고-턱 들어올리기 방법으로 기도를 확보하며 의료인의 경우 외상이 의심되는 환자는 턱밀어올리기 법으로 기도를 확보한다. 기도를 개방한 상태에서 코를 막고 환자의 가슴이 충분히 올라올 정도로 1초가 1번 불어넣기를 2회 실시한다.

4. 영아 심폐소생술

반응이 없는 영아를 발견한 경우 소생의 고리 순서에 따라 기본 소생술을 시행하도록 한다. 즉시 응급의료체계를 가동시키고, 빠르고 신속하게 심폐소생술을 시행하고, 이어서 제세동을 포함한 전문소생술이 신속하게 진행되도록 한다.

일반인의 경우, 알고리듬에서 호흡확인 과정은 생략되었으므로 먼저 흉부압박 심폐소생술을 시행(C→A→B)한다. 능숙한 흉부압박 시행의 중요성(충분한 속도 및 깊이로 압박하고, 매 압박 후 완전한 흉부반동이 가능하게 하며, 흉부압박 시 중단을 최소화하고, 과도한 인공호흡을 피한다.

심폐소생술은 영아의 유두선상보다 가운데 손가락 하나 정도 굵기의 아래지점을 이용하여 흉부압박 30회(1인 구조자일 경우) 또는 흉부압박 15회(2인 구조자일 경우)를 실시하도록 한다.

새로운 가이드라인 적용에 따라 영아에서도 제세동기 사용이 효과적이라는 보고가 있다. 제세동을 시행해야 할 경우, 수동제세동기를 사용하는 것이 좋다. 수동제세동기를 사용하지 못할 경우, 아동용 충격량 감쇄 시스템이 부착된 자동제세동기를 사용해야 한다. 어느 것도 사용 가능하지 않을 경우, 충격량 감쇄기가 부착되어 있지 않은 제세동기를 사용할 수 있다.

1) 반응 확인

영아의 발바닥에 자극을 주어 반응을 살핀다.

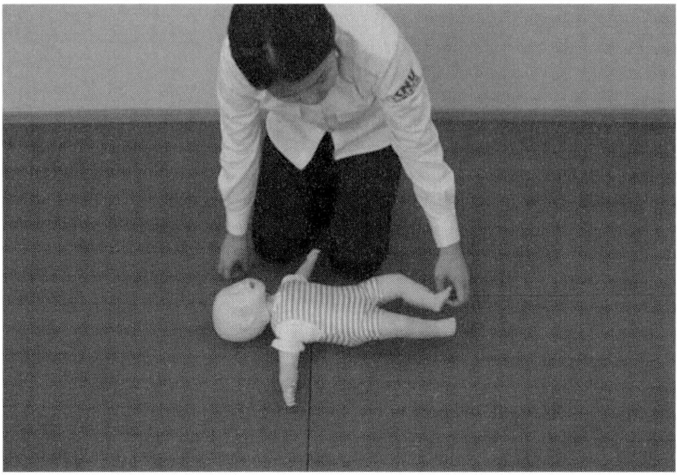

그림 4-13. 영아의 반응확인

2) 119에 전화 신고와 제세동기(AED) 준비

움직임이나 자극에 대한 반응이 없는 경우 바로 119에 신고하고, 주변에 제세동기가 있는 경우에는 설치를 준비하고 그렇지 않은 경우에는 제세동기를 요청한다.

119에 신고할 경우에는 응급의료상담원에게 사고 장소와 상황, 환자의 인원과 상태, 필요한 도움 등에 대한 많은 정보를 주어야 한다. 전화하는 사람은 전화상담원이 전화를 끊어도 된다고 할 때까지 절대 먼저 끊어서는 안 된다.

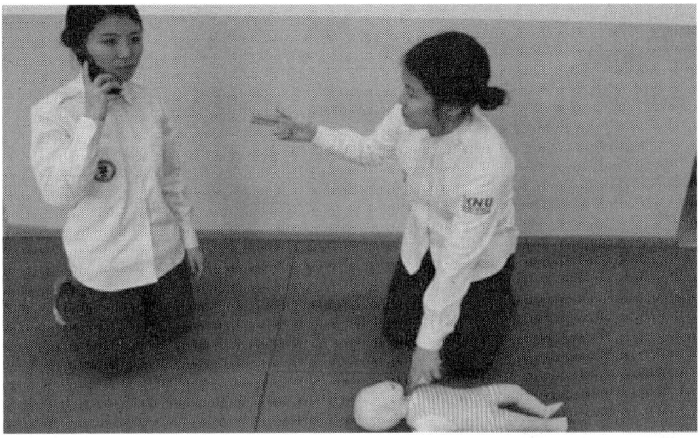

그림 4-14. 119신고

3) 맥박확인(의료인만 해당)

응급의료종사자의 경우에만 해당되며 주로 위팔동맥을 이용하여 맥박을 확인하는데 10초 이상 걸려서는 안 된다. 만약 10초 이내에 맥박을 확인하지 못하면 심폐소생술을 시행하거나 준비된 자동제세동기를 사용한다.

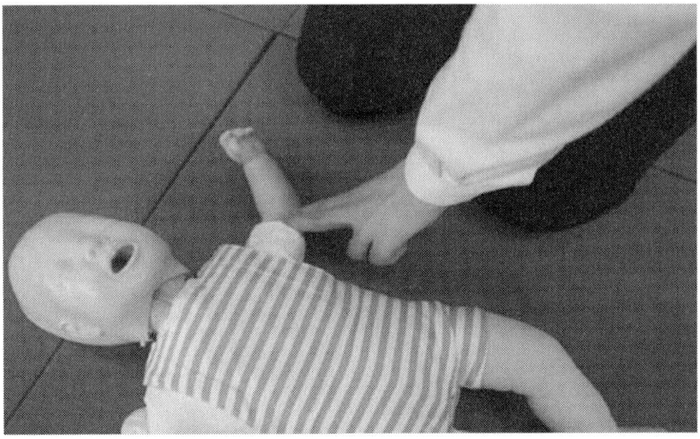

그림 4-15. 맥박확인

4) 가슴압박

환자의 가슴 유두선상 가운데 바로 아래로 복장뼈와 만나는 지점을 분당 최소 100회의 속도로, 흉부전후직경의 최소 1/3 혹은 약 4cm(1.5인치) 깊이로 압박한다. 1인 구조자일 경우 가슴압박과 불어넣기 비율을 30:2 비율로 하고, 2인 구조자일 경우 15:2의 비율로 한다.

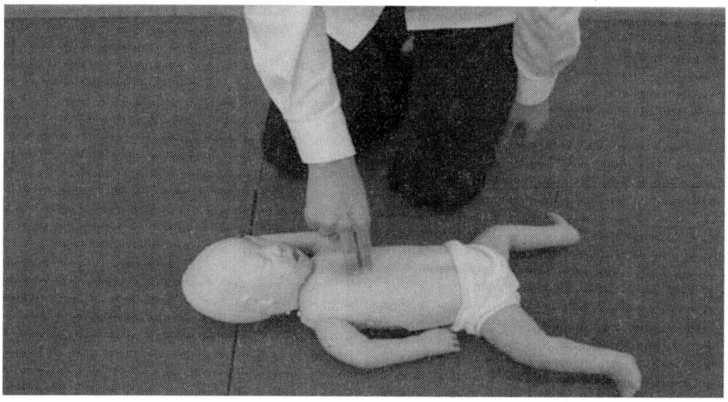

그림 4-16. 가슴압박

5) 2회 인공호흡

구조자가 일반인일 경우, 환자의 외상 유무와 관계없이 머리 젖히기-턱 들어올리기(head tilt-chin lift) 방법으로 기도확보를 시도하고, 응급의료종사자인 경우, 외상이 의심되는 환자에서 턱 밀어올리기(jaw thrust) 방법으로 기도확보를 시도한다. 환자의 기도를 개방한 상태에서 코를 막고 환자의 가슴이 충분히 올라올 정도로 1초간 1회 인공호흡을 2회 시행한다.

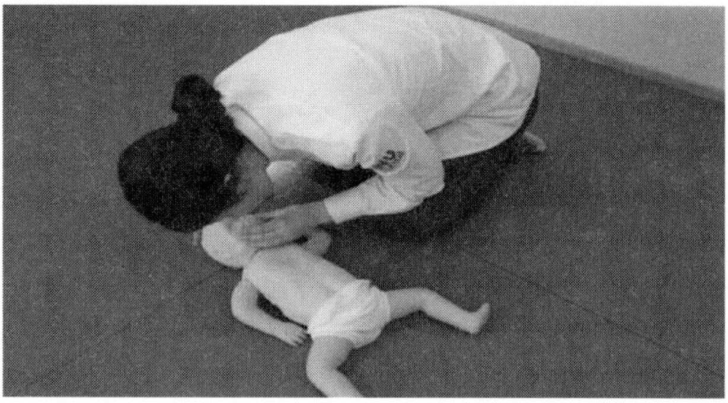

그림 4-17. 인공호흡

표 4-5. 영아 심폐소생술

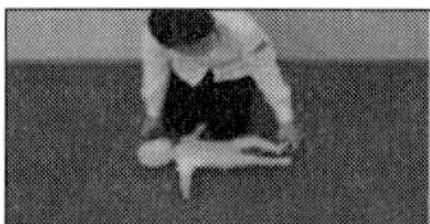	1. 의식/반응 확인 영아의 발바닥에 자극을 주어 반응을 살핀다. 반응이 없고, 호흡이 없거나 심정지 호흡처럼 비정상적인 호흡을 보인다면 심정지 상태로 판단한다.
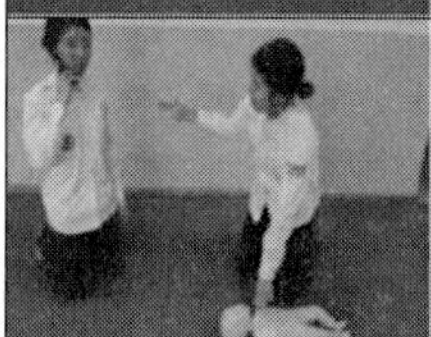	2. 119신고 및 자동제세동기(AED)요청 움직임이나 자극에 대한 반응이 없는 경우 바로 119에 신고하고, 주변에 제세동기가 있는 경우에는 설치를 준비하고 그렇지 않은 경우에는 제세동기를 요청한다. 119에 신고 시 전화상담원이 전화를 끊어도 된다고 할 때까지 절대 먼저 끊지 않으며 많은 정보를 주어야 한다.
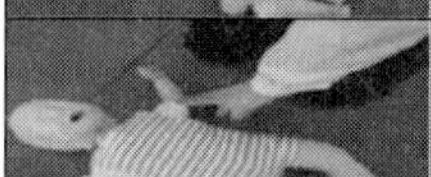	3. 맥박확인(일반인 제외) 응급의료종사자나 숙련된 의료인의 경우에만 해당되며 주로 위팔동맥을 이용하여 맥박을 확인하는데 10초 이상 걸려서는 안 된다.
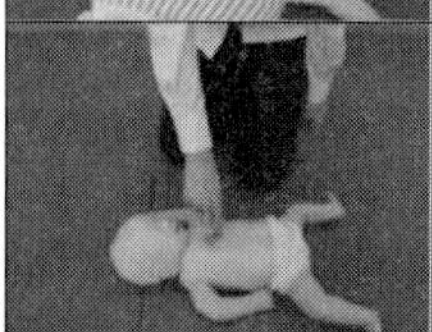	4. 가슴압박 30회 환자의 가슴 유두선상 가운데 바로 아래로 복장뼈와 만나는 지점을 최소 100회 속도로, 흉부 전후 직경의 최소 1/3 혹은 약 4cm깊이로 검지와 중지를 이용해 압박한다. 압박 후 정상위치로 완전히 올라오도록 충분히 이완시켜준다. 1인구조자일 경우 가슴압박과 인공호흡을 30:2 비율로, 2인구조자의 경우 15:2의 비율로 시행한다.
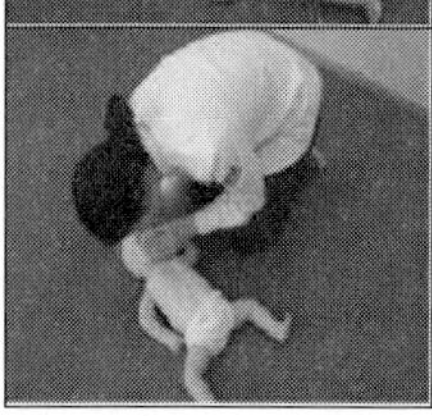	5. 기도확보 및 인공호흡 익수, 약물중독에 의한 질식성 심정지, 심정지로부터 시간이 경과한 경우 가슴압박과 반드시 인공호흡을 실시한다. 일반인의 경우 머리 젖히고-턱 들어올리기 방법으로 기도를 확보하며 의료인의 경우 외상이 의심되는 환자는 턱밀어올리기 법으로 기도를 확보한다. 기도를 개방한 상태에서 코를 막고 환자의 가슴이 충분히 올라올 정도로 1초가 1번 불어넣기를 2회 실시한다.

5. 자동 제세동(AED)

병원전 심정지를 목격하고 현장에서 자동제세동기를 사용할 수 있는 경우 구조자는 가슴압박 심폐소생술을 시행하고 가능한 빨리 자동제세동기를 사용해야 한다. 우리나라에서도 공공기관, 공항, 철도역 등 자동제세동기를 설치할 것을 법률(응급의료에 관한 법률 제47조 2항)로 규정하고 있다. 일반인 제세동(public access defibrillation, PAD) 프로그램이 세계적으로 시행되고 있다.

제조업체 권장 에너지양 120-200J을 사용해야 하고, 만약 제조업체 권장량을 모를 경우 최대 에너지양에서 제세동해야 한다. 짧은 시간 동안의 가슴압박은 심장에 산소와 에너지를 공급하여 전기충격이 심실세동을 제거하고 자발순환이 이어질 수 있는 가능성을 증가시킨다. 심실세동이 발생한 환자에서 제세동(defibrillation)은 가장 중요한 치료이다. 심실세동에 의한 심정지환자의 생존은 심실세동의 발생으로부터 제세동까지의 시간에 의하여 영향을 받으며, 심실세동 발생으로부터 1분이 경과할 때마다 제세동의 성공률은 7-10%씩 감소하는 것으로 알려져 있다. 심실세동이 발생한 후 1분 이내에 제세동이 시도되면 생존율이 90%까지 보고되었으며, 5분이 경과하면 50%, 7분이 경과하면 30%, 12분 이상이 경과하면 3-5%의 생존율을 보이는 것으로 알려져 있다. 최근에는 자동 제세동기가 급속히 보급되고 자동 제세동기를 사용법에 대해 간단한 교육을 받은 후 누구나 쉽게 제세동을 할 수 있게 됨으로서, 심실세동에 의한 심정지환자의 생존율을 높일 수 있는 계기가 마련되고 있다. 자동 제세동기는 심전도 분석 시스템과 제세동을 유도하는 시스템을 갖춘 제세동기를 말한다. 자동 제세동을 할 때에는 흉곽에 부착하도록 고안되어 있는 두 개의 커다란 접착성 전극을 사용한다. 자동 제세동기는 심전도에서 발생하는 전위의 빈도, 진폭, 경사도, 모양을 분석함으로서 심실세동과 심실빈맥을 진단한다. 현재 자동 제세동기에서 주로 사용되는 제세동 파형은 Monophasic(360 Joule), Biphasic(120-200 Joule) 두 가지가 있다. 자동제세동기의 패드는 심장에 최대의 전류를 전달하도록 위치시키는 것이 바람직하며, 한 패드를 오른쪽 빗장뼈(쇄골) 아래에 위치시키고, 다른 패드를 왼쪽 젖꼭지 아래 중간겨드랑선(midaxillary line)에 부착하는 전외 위치법(anterolateral placement)이 일반적으로 사용된다. 다른 방법으로는 두 개의 패드를 가슴의 앞뒤로 위치시키는 전후 위치법과, 한 패드를 흉골의 좌측에 위치시키고, 다른 패드는 등의 견갑골 밑에 위치시키는 방법이 있다.

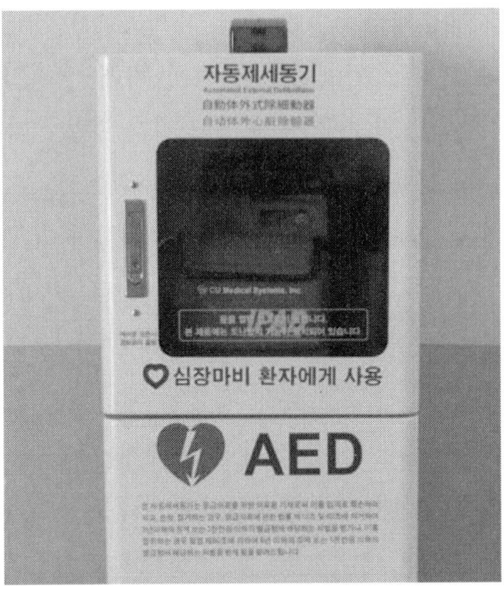

그림 4-18. 자동제세동기

1) 자동제세동기를 사용하기 전에 확인하여야 할 사항

환자의 몸이 젖어있는 경우에는 환자의 가슴을 충분히 건조시킨 후에 제세동을 하여야 한다. 피부에 부착하는 물질로 투약 받고 있는 환자에서 전극을 부착할 부위에 투약물질이 붙어있으면 제거하여야 한다.

심박조율기를 가진 환자에서는 삽입부위로부터 최소 2.5cm이상 떨어진 곳에 전극을 부착하여야 한다. 체내형 제세동기가 작동되면 환자의 흉부 근육이 수축하는 것을 관찰할 수 있으므로, 체내형 제세동기가 작동되고 있는 상태에서는 약 30-60초 정도 체내형 제세동기가 작동할 수 있는 시간이 경과한 후 자동 제세동기를 작동한다.

2) 소아, 영아 자동 제세동기 사용

초기 제세동 에너지는 2J/kg, 추가 제세동 에너지는 최소 4J/kg을 사용하며 8세 이하의 소아에서는 성인에 비해 심정지의 발생빈도가 적으며, 보다 다양한 원인에 의해 심정지가 유발된다. 그러나 소아 심정지 환자의 5~15%는 심실세동에 의한 것으로 보고되고 있으며, 성인과 마찬가지로 제세동 처치를 시행해야 한다. 소아 심정지 환자에게는 성인에 비해 적은 에너지인 2-4 J/kg로 제세동을 하는 것이 권장되며, 일부 자동 제세동기는 성인용 패드를 소아용 패드로 교체하거나 소아용 열쇠를 꽂음으로써 제세동 에너지를 줄이도록 설계되어 있다. 8세 이하의 소아 심정지 환자에게는 가능한 소아 제세동 용량으로 변경시킨 뒤에 자동제세동기를 적용하는 것이 바람직하다. 그러나 소아용 패드나 에너지 용량 조절장치가 구비되어 있지 않은 경우에는 성인용 자동제세동기를 그대로 적용할 수 있다.

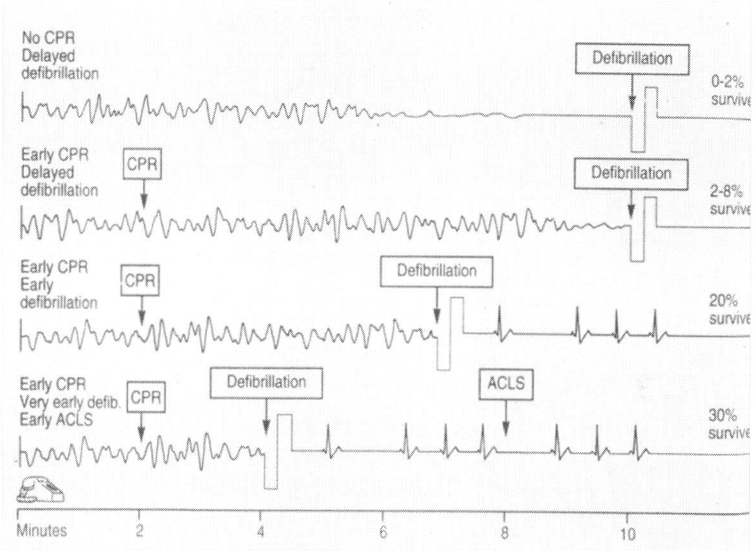

그림 4-19. CPR AED 생존율

1세 미만의 영아에게는 가능한 수동 제세동기를 이용하여 2-4 J/kg로 제세동을 시행하는 것이 바람직하며, 수동 제세동기가 없는 경우에는 소아 제세동 용량으로 변경시킨 뒤에 자동제세동기를 적용한다. 그러나 소아용 패드나 에너지 용량 조절장치가 구비되어 있지 않는 경우에는 1세 미만의 영아에게도 성인용 자동제세동기를 사용 가능하다.

3) 자동 제세동기 사용법

자동 제세동을 할 때, 제세동기를 작동할 구조자는 환자의 좌측에 위치하고, 심폐소생술을 하는 구조자는 환자의 오른쪽에 위치한다. 자동 제세동기는 누워있는 환자의 좌측 귀 근처에 놓도록 한다.

표 4-6. 자동제세동기 사용법

<table>
<tr><td>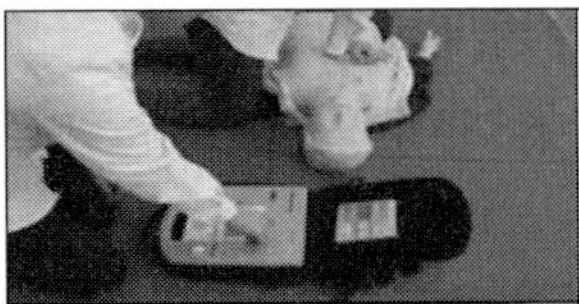</td><td>1. 전원을 켠다.
자동 제세동을 위한 첫 번째 단계는 제세동기를 켜는 것이다. 전원 스위치를 누르거나, 제세동기의 뚜껑을 열면 제세동기의 전원이 켜진다.</td></tr>
<tr><td>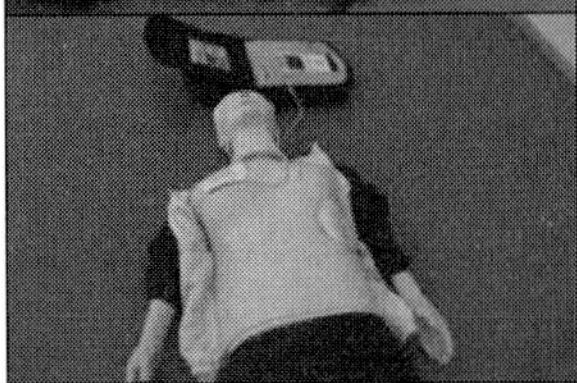</td><td>2. 2개의 패드를 붙인다.
자동 제세동기를 켠 후에는 전극을 부착한다. 전극은 우측 쇄골하부에 한 개를 붙이고, 다른 한 개의 전극은 좌측 유두의 외측 중간 겨드랑선(액와로부터 약 7 cm 아래)에 부착한다.</td></tr>
<tr><td>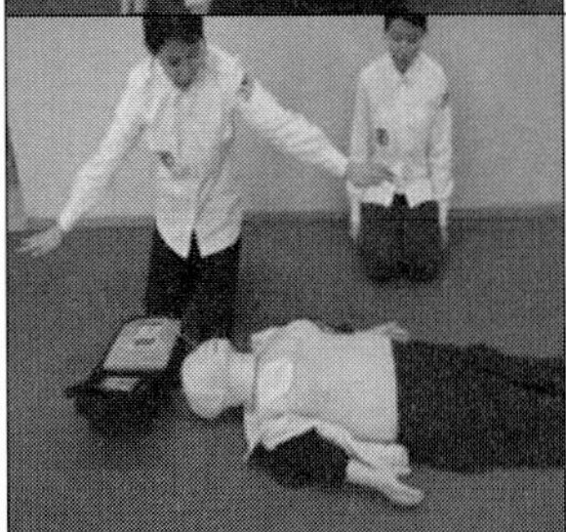</td><td>3. 심장리듬 분석한다.
분석중이라는 음성 메시지가 뜨면 환자와 접촉하지 않도록 한다. 심전도의 분석에는 5 - 15초가 소요된다. 제조자에 따라 전극만 부착하면 분석스위치를 누르지 않아도 분석이 시작된다. 분석이 끝나고 자동 제세동기가 자동으로 충전되면서 제세동 하라는 음성 신호(press to shock)이 나오게 된다.</td></tr>
<tr><td>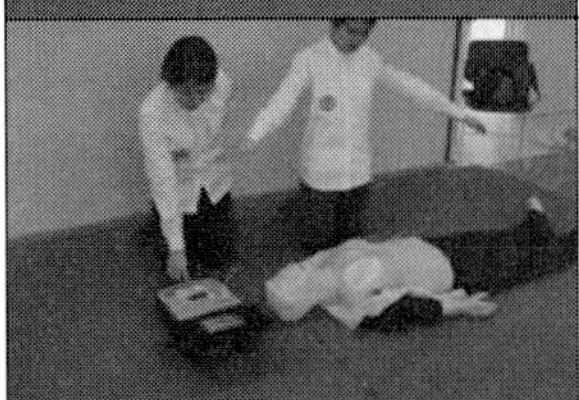
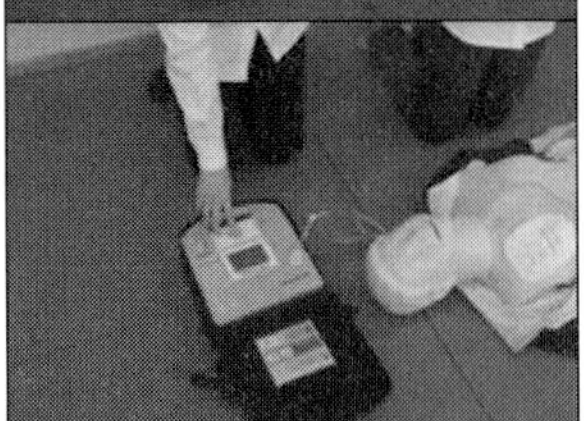</td><td>4. 모든 사람이 환자와 접촉되어 있지 않은지를 확인 후 “모두 물러나세요” (everybody clear)한 후, 제세동 스위치를 눌러 제세동 한다.
제세동 실시하기 전 다시 한 번 환자와 접촉한 사람이 없는지 살피고 “모두 물러나세요” 깜빡이는 빨간색 버튼을 누른다.</td></tr>
<tr><td>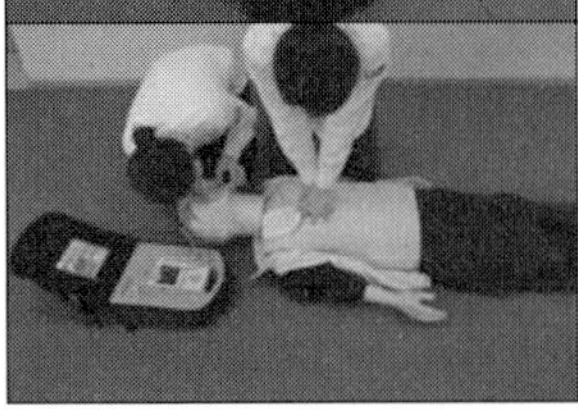</td><td>5. 가슴압박 실시
제세동을 시행한 후에는 즉시 5주기(약2분)의 심폐소생술을 한 후 심전도를 분석한다.
심전도 분석 결과에 따라 자동 제세동기의 음성 지시를 따른다.</td></tr>
</table>

제5장

호흡기계 응급처치

제5장. 호흡기계 응급처치

1. 호흡곤란

호흡곤란을 유발하는 감염증은 기도의 모든 부분에서 발생할 수 있다. 기도의 감염은 약간의 호흡곤란에서부터 기계호흡을 필요로 하는 경우에 이르기까지 다양한 형태로 나타날 수 있다. 감염에 의한 호흡곤란은 기도를 통한 공기 흐름의 장애(감기, 디프테리아, 후두개염)나 폐포와 모세혈관의 가스교환의 장애(폐렴)와 같은 경우에 나타난다.

1) 감기

감기는 비점막의 부종과 부비동에서 분비물생성의 증가가 동반된다. 호흡곤란을 심하게 유발하지는 않으나, 주로 코막힘과 호흡시 불편함 등을 호소한다.

2) 디프테리아의 발생

드물지만 일단 발생하면 높은 전염력과 위험성이 있다. 이 질환은 인후를 덮고 있는 분비물, 감염세포, 점액으로 이루어진 막을 생성한다. 디프테리아 막은 빠르게 퍼져나가서 인후로의 공기 흐름을 차단하여 기도를 폐쇄할 수 있다.

3) 급성 편도선염

편도선의 감염으로서 특히 어린이에서는 인후를 덮을 정도의 부종이 발생한다. 부종이 매우 심해지면 급성으로 기도가 완전히 폐쇄될 수 있다.

표 5-1. 호흡곤란의 원인질환

원 인	질 환
상기도 감염	급성 후두염, 급성 후두개염, 디프테리아
하기도 감염	기관지염, 폐렴
급성 폐부종	급성 심부전, 성인형 호흡부전 증후군, 패혈증, 화상
만성 폐쇄성 폐질환	폐기종, 만성 기관지염, 기관지 확장증
천식 또는 알레르기성 폐질환	기관지 천식, 세기관지염, 과민성 폐렴
기도 폐쇄	이물질에 의한 기도폐쇄, 기도내 종양, 기도내 삽관의 합병증
폐 혈류의 장애	폐색전증
기능적 이상	과호흡, 공황장애, 불안신경증

4) 크룹

정상에서 기도가 가장 좁아지는 인후부의 감염과 표면의 부종에 의해 일어난다. 크룹의 가장 흔한 증상은 협착음이다. 그것은 인후에서의 기도가 매우 좁아져 기도폐쇄로 진행될 수 있다는 것을 의미한다.

5) 폐렴

세균이 폐를 감염시켜 유발된다. 세균에 감염된 폐조직은 손상되고 파괴되며, 주변 정상 폐조직으로 액체 축적을 야기하여 폐포와 폐모세혈관 사이를 분리시켜 폐의 산소와 이산화탄소 교환능력에 장애가 온다. 폐의 가스교환장애로 인한 저산소증이 유발되면 폐환기량을 증가시키기 위해 호흡수가 증가하게 된다.

6) 응급처치법

상기도 폐쇄가 환자는 즉시 응급센터로 이송하여 기관내삽관을 하여야 한다. 응급구조사는 따뜻한 산소를 투여하고, 충분한 습도를 유지해야 하며, 기도내 분비물을 흡입할 때에는 기도를 자극하지 않도록 부드럽게 하여야 한다. 폐렴환자에서의 호흡곤란은 상기도 폐쇄에 의한 것이 아니라, 폐용량의 감소와 산소교환의 장애로 발생한다. 따라서 기관내삽관이나 인공기도는 도움이 되지 않고, 산소를 투여하는 것이 응급구조사가 할 수 있는 가장 좋은 치료법이다.

2. 급성 폐부종

1) 개요

심근이 손상을 받아서 혈류를 적절히 순환시키지 못하게 되는 급성 심근경색 후에 나타난다. 급성 심근경색과 같이 심근이 손상되면 심장의 심박출량이 감소한다. 심근의 손상이 좌심실에 발생하면 좌심실이 정상적인 우심실로부터 배출된 혈액을 충분히 배출해내지 못하며, 그 결과 폐정맥압이 상승하면 폐부종이 발생한다. 폐부종이 발생하면 폐포와 폐모세혈관 사이에 액체가 축적되므로 산소와 이산화탄소의 교환이 방해받게 된다.

폐부종이 있는 환자에서는 호흡곤란과 함께 호흡수가 증가하게 된다. 폐부종이 심해지면 폐포내의 액체가 기관지를 통하여 배출될 수 있으며, 이 때 환자는 핑크색 거품이 있는 가래를 뱉어낸다.

심장질환이 없으면서 폐부종이 발생할 수 있다. 연기의 흡입, 화학 성분이나 독성이 있는 자극적인 기체를 흡입하는 경우에 폐포의 직접 또는 간접 손상에 의하여 폐부종이 발생할 수 있다. 일단 폐부종이 발생하면 원인에 관계없이 폐포의 가스교환에 장애를 줌으로써 저산소증을 유발하고 환자는 호흡곤란을 호소한다.

2) 응급처치법

폐부종 환자에서는 산소공급과 기도내 분비물의 제거가 중요하며, 응급센터로의 신속한 이송을 필요로 한다. 심장질환이 의심되거나 직접적인 폐자극에 의한 폐부종 환자에서는 환자가 호흡이 편한 자세(앉은 자세)를 취해주고, 산소투여 및 기도내 분비물제거에 주력하여야 한다. 폐부종 환자에서도 상기도 폐쇄가 없는 한 기관내삽관은 필요 없다. 의식이 없는 급성 폐부종 환자는 인공호흡, 기도유지, 산소투여, 기도내 분비물 흡입 등이 필요하다.

3. 만성 폐쇄성 폐질환

1) 개요

원인은 매우 복합적이며, 주로 반복되는 감염, 공업용 가스나 흡연에 의한 독성 물질의 흡입에 의하여 유발되는 것으로 알려져 있다. 담배연기와 같이 기도를 자극하는 물질이 기도와 기관지를 만성적으로 자극하면, 기관지내의 이물을 제거하기 위하여 분비되는 기관지 점액의 분비를 자극하여 점액분비량이 증가한다. 기관지 점액의 분비가 증가되면 분비된 점액에 의하여 작은 기관지와 폐포가 폐쇄될 수 있다. 폐쇄된 폐포에는 세균이 쉽게 감염되고, 반복적인 세균감염으로 인하여 폐조직이 파괴되어 폐포가 점차 확장됨으로서 폐기종이 발생한다. 일단 폐기종이 발생된 폐포는 회복될 수 없으며, 폐기종이 점진적으로 환자의 전체 폐로 진행되면 폐의 가스교환상태에 영향을 줌으로써 동맥혈 산소압은 감소하고 이산화탄소압은 증가한다.

만성 폐쇄성 폐질환 환자에서 세균이 감염되면 가스교환의 심각한 장애로 동맥혈 산소압이 급격히 감소하는 상황이 발생하고, 호흡부전에 의하여 동맥혈 이산화탄소압이 상승하면 이산화탄소 혼수가 발생할 수도 있다.

만성 폐쇄성 폐질환이 있는 환자는 기도내 점막이 손상되어 있으므로, 감염으로 생성되는 점액이나 타액이 배출되지 않아 폐감염증이 잘 치료되지 않는다. 또한 호흡을 깊이 하면 폐포내의 분비물이 잘 배출되는데, 만성 폐쇄성 폐질환 환자는 호흡을 깊게 할 수 없으므로 폐포내 분비물을 쉽게 배출할 수 없다.

만성 폐쇄성 폐질환 환자는 보통 노령이며 폐질환을 반복적으로 앓은 병력이 있다. 환자들은 가슴이 답답하고 항상 피곤하다고 호소한다.

만성 폐쇄성 폐질환 환자의 혈압은 정상이지만 심박동은 빠르다. 그러나 이산화탄소 중독이 발생한 경우에는 심박동이 매우 느릴 수도 있다. 가슴을 청진할 때 수포음이나 천명음을 들을 수 있다. 환자의 생체징후는 특히 호흡수에 중점을 두고 측정하여 기록해야 한다.

2) 응급처치법

산소를 투여할 경우에는 산소를 투여한 이후의 호흡수를 주의 깊게 관찰하여야 한다. 산소를 투여할 때 응급구조사는 환자의 산소에 대한 반응과 호흡수를 최소한 5분마다 관찰해야 한다. 산소를 투여하면 저산소증에 의한 호흡중추의 자극효과가 소실되어 환자가 호흡을 하지 않게 되므로 호흡수와 환자의 의식상태를 주의 깊게 관찰하여야 한다.

만성 폐쇄성 폐질환 환자에게 산소를 공급하는 가장 좋은 방법은 벤트리마스크(Venturi mask)를 사용하는 것이다. 벤트리마스크에서는 100% 산소가 비교적 낮은 속도(분당 2-5L)로 공급된다. 마스크 내에서는 투여되는 산소의 농도를 조절할 수 있으므로 환자에게 불필요한 고농도의 산소를 흡입시켜 이산화탄소 중독을 발생시킬 위험이 적다. 벤트리마스크의 장점은 비교적 낮은 농도의 산소를 많은 공기와 함께 흡입시킬 수 있다는 점이다. 어느 정도의 산소농도가 환자에게서 이산화탄소 혼수를 유발하는지를 미리 알 수는 없다. 그러므로 마스크가 사용될 때는 응급구조사는 환자의 반응을 매우 주의 깊게 관찰하면서 환자가 호흡을 깊이 하도록 도와주면서 가능한 빨리 응급센터로 환자를 이송한다. 만성 폐쇄성 폐질환이 있는 환자는 이송시 앉아 있게 하면 편안해 한다.

금연이 가장 효과적인 예방법이다.

4. 천식

천식은 특정한 자극원(꽃가루, 담배 연기, 찬 공기, 공해 물질 등등)에 노출 시 기도에 염증이 유발되어 기도 내의 공기 흐름을 막아 호흡 곤란이 유발되는 질환으로 반복적이며 평생 지속하기도 한다. 천식은 대부분 천천히 증세가 진행하여 약물을 조기에 투여하면 질환의 진행을 막을 수 있고 증세를 없앨 수 있다. 이러한 약물 투입 방법으로 흡입기가 있으며, 이는 매우 효과적이다.

1) 천식의 증세

가. 경증 및 중등도 천식 발작인 경우의 증상

- 평상시 보다 호흡이 빠르고 힘듦
- 숨을 내쉬기가 힘듦: 숨을 쉴 때 쌕쌕거리는 소리가 남
- 가슴이 답답함
- 마른 기침이 많음. 특히 저녁에 심함
- 맥박이 빨라짐
- 피부가 창백해짐
- 불안해함
- 열이 나거나 토할 수 있음
- 의식이 약간 떨어지며 집중이 힘듦

나. 중증의 천식 발작인 경우의 증상

- 천식 약을 사용함에도 반응이 없거나, 4시간 이내에 다시 약이 필요해지는 경우
- 피부에 검푸른 색이 생겨날 때(혈액 내 산소가 부족한 증거)
- 분당 120회 이상의 빈맥
- 숨쉬기가 점점 힘들어 지며 숨소리가 들리지 않는다.(공기가 소리를 낼 수 있을 만큼 움직이지 않기 때문임)
- 기침할 수 없음
- 의식소실

2) 천식 환자에서 해야 할 응급처치

가. 경증 및 중등도 천식 발작에서의 응급처치

환자의 기도유지 상태, 호흡, 맥박 상태에 대해 살펴보고 필요 시 기본 인명 구조술을 시행한다. 환자를 편안한 곳에 앉게 하고 몸을 조일 수 있는 물건(반지 등)을 제거한다. 천식 환자는 대부분 의사에게 천식 발작이 올 경우에 어떻게 하라는 행동지침을 들어서 알고 있는 경우가 많다. 그러므로 행동지침에 대해 환자에게 묻는 것이 도움이 될 수 있다.

환자에게 본인의 천식 약에 대해 물어 보고, 환자의 기관지 확장 흡입기를 4번까지 흡입시킨 후 1분 간격으로 흡입해 총 8회까지 흡입할 수 있다. 만약 약을 흡입함에도 증세의 차도가 없으면, 119 구급대에 신고 하여 병원으로 이송하여야 한다.

의사의 처방이 아닌 다른 약제를 사용해서는 절대 안 된다. 만약 환자가 첫 번째 천식 발작인 경우 사용할 약물이 없으므로 병원으로

이송해야 한다. 119 구급대가 도착할 때 까지는 환자가 최대한 안정할 수 있도록 해야 한다. 환자가 스트레스를 느끼거나 불안해하면 천식이 더욱 악화되기 때문이다. 119 구급대가 도착하면 환자가 사용한 약을 의사가 알 수 있도록 전달하거나 알려준다. 환자가 무엇에 의해 천식이 유발됐는지 확인하도록 노력한다. 다음 번 천식 예방에 매우 중요한 요소이기 때문이다.

나. 중증의 천식 발작에서의 응급처치

- 다른 무엇보다 119에 신고하는 것이 중요하다.
- 환자에게 의사가 처방한 에피네프린이 있으면 주사한다.
- 환자에게 천식 발작 시 행동지침에 대해 물어보고 대답한 데로 시행한다.
- 환자에게 본인의 천식 약에 대해 물어 보고 환자의 기관지 확장 흡입기를 4번까지 흡입시킨 후 1분 간격으로 흡입해 총 8회까지 흡입할 수 있다.
- 의사의 처방이 아닌 다른 약제를 사용해서는 절대 안 된다.
- 119 구급대가 도착할 때 까지는 환자가 최대한 안정할 수 있도록 해야 한다. 환자가 스트레스를 느끼거나, 불안하면 천식이 더욱 악화되기 때문이다.
- 119 구급대가 도착하면 환자가 사용한 약을 의사가 알 수 있도록 전달하거나 알려준다.
- 환자가 무엇에 의해 천식이 유발됐는지 확인하도록 노력한다. 다음 번 천식 예방에 매우 중요한 요소이기 때문이다.

5. 폐색전증

1) 개요

혈전이 형성된 장소에서 혈류를 따라 다른 장소까지 이동하는 것을 말한다. 색전이 발생하면 혈전의 크기에 따라 혈관이 폐쇄될 수 있고, 폐쇄된 혈관의 원위부로의 관류량이 급격히 감소된다.

폐색전증은 정맥계에서 생성된 색전이 그 경로를 통해 우심방, 우심실을 거쳐 폐동맥을 폐쇄하는 것을 말한다. 정맥계의 혈전은 혈류가 느려지거나, 혈관벽의 손상, 비정상적으로 증가된 혈액응고 등에 의하여 생성된다. 따라서 침대에 누워있는 거동할 수 없는 환자 등에서 주로 발생한다. 정맥계의 혈전은 대부분 길고 반듯한 모양을 가지고 있어 혈괴를 형성하기 쉬운 하지나 골반의 정맥에서 발생한다. 이렇게 형성된 혈전이 하지의 정맥에서 이탈되어 폐동맥을 통과하다가 걸려 폐동맥을 폐쇄하면 폐색전 등이 발생하는 것이다. 하지에서 발생하는 혈전은 길고 크므로 폐동맥의 혈류를 완전히 차단시킬 수 있다.

2) 응급처치법

폐색전증의 증상은 폐색전에 의하여 폐쇄되는 폐동맥의 크기와 손상받는 폐조직의 범위에 달려 있다. 폐색전이 아주 커서 급격한 폐동맥고혈압을 유발할 경우 우심실부전으로 환자는 급사할 수 있다. 폐색전증이 발생한 후 폐경색이 발생하면 늑막을 자극하여 호흡시 늑막성 흉통이 생길 수 있다. 폐색전에 의하여 폐쇄된 폐동맥이 분포하는 부위의 폐는 비록 흡기와 호기가 이루어지더라도 혈류가 차단되어 있으므로, 산소와 이산화탄소의 교환이 이루어지지 않아 동맥혈 산소압이 감소되어 청색증이 유발된다.

기도폐쇄가 없는 한 기도유지에 필요한 조작은 필요 없다. 광범위한 폐조직이 기능을 못하게 되어 저산소증이 발생하면 산소를 투여한다. 환자를 안락한 상태로 앉은 자세에서 호흡을 보조하면서 이송한다. 객혈이 발생하면 흡인되거나 기도가 막히지 않도록 유의한다. 심박동은 빠르거나 부정맥이 발생하기도 한다. 폐색전증에 대한 급성 반사반응으로 심정지가 발생할 수 있으므로 심폐소생술을 요하는 경우도 있다. 폐색전증이 의심되면 환자를 응급센터로 신속히 이송해야 한다.

6. 과호흡

1) 개요

폐에 이상이 없는 상황에서 환자가 호흡수나 호흡의 깊이를 증가시키는 현상을 과호흡이라 한다. 과호흡을 하면 혈중 이산화탄소가 정상 이하로 떨어지고, 과호흡으로 너무 많은 양의 이산화탄소가 배출되면 혈중 pH는 정상보다 증가하여 호흡성 알카리 상태가 발생한다. 환자가 과호흡을 할 때 호소하는 증상은 대부분 호흡성 알칼리 상태에 의하여 유발되는 것이다. 과호흡은 대부분 정신적 불안감 등에 의하여 야기되는데, 환자는 과호흡 전에 두통이나 메스꺼움 등을 호소하기도 한다. 과호흡 발생시 심호흡을 하면 5분내로 의식이 소실될 수 있으며 과호흡 증상으로는 감각의 둔함, 손발의 저림, 호흡곤란 등이 있다. 호흡 빈도는 분당 40-50회까지 올라간다.

2) 응급처치법

옷이 조이지 않도록 풀어주고, 편안한 자세로 안정을 유지시키면서 투명한 비닐봉지를 입에 댄다. 자기의 날숨을 다시마시면 혈중의 산소와 이산화탄소가 다시 균형을 되찾는다. 환자는 내뿜은 이산화탄소를 다시 들이마시기 위해 산소마스크 또는 재호흡 백(bag)안으로 호흡해야 한다. 환자의 호흡이 정상이 되면 재호흡백을 중지한다. 환자의 상태가 좋지 않으면(의식을 잃거나 활력징후가 안정적이지 못하면) EMS에 도움을 요청한다.

과호흡의 특별한 원인이 없는 경우에는 응급구조사가 환자를 안심시키는 것으로도 충분한 치료가 될 수 있다. 과호흡 환자에서 다른 질환의 기왕력이 있는 경우에는 신속히 응급센터로 이송해야 한다. 응급구조사 뿐만 아니라 경험 있는 전문가도 과호흡환자의 원인을 판단하는데 오진을 하는 경우가 많다. 따라서 과호흡이 있는 환자는 좀더 정확한 원인을 규명하고 적절한 치료를 제공하기 위하여 주의 깊게 관찰하고 조사해야 한다.

제6장

기도폐쇄 응급처치

제6장. 기도폐쇄 응급처치

완전기도폐쇄는 수분 이내에 응급처치를 하지 않으면 사망에 이르게 되는 응급상황이다. 상기도 폐쇄의 가장 흔한 원인은 의식소실과 심폐정지 동안의 혀의 이완에 의한 폐쇄이다. 무의식 환자는 내적(혀와 후두개), 외적(이물질) 원인들에 의해 폐쇄될 수 있다. 혀는 인두 뒤쪽으로 늘어져서 상기도를 막을 수 있다. 후두개는 무의식환자에게 기도입구를 막을 수 있다. 특히 환자가 의식이 없다면, 두부와 안면부 손상에 의한 혈액이나 위에서 역류한 물질들 또한 상기도를 막을 수 있다. 외적인 원인들 역시 비록 자주 발생하는 것은 아니지만 기도폐쇄를 일으킬 수 있다. 이물질에 의한 기도폐쇄는 비교적 흔한 일은 아니지만 심장마비의 예방 가능한 원인이다. 질식은 인구 10만 명당 1.2명인데 반해 익수 사망은 1.7명, 자동차 사고는 16.5명 그리고 심장마비는 10만 명당 198명에 이른다.

1. 기도폐쇄와 호흡질환의 차이

소아와 영아의 경우, 기도폐쇄와 기도질환을 구분하는 것은 특히 중요하다. 호흡기 감염이나 질환은 또한 종종 기도를 붓게 하고 폐쇄시키기 때문에 기도폐쇄의 징후는 호흡질환의 징후와 같은 경우가 많다.

어떤 질환들은 손가락으로 쓸어 내거나 설압자나 다른 기구를 환자의 입이나 인두에 넣는 것은 기도경련을 유발할 수 있기 때문에 위험하다. 문제가 분명하지 않으면, 즉 소아가 이물질을 먹는 것을 보았거나 섭취의 징후가 분명한 경우가 아니라면 이를 제거하려고 시도하지 않는다. 일반적으로 기도 질환이 의심되는 경우 천명음, 호기 시 호흡 노력, 빠른 호흡이 관찰되면 가능한 빨리 이송한다.

2. 기도폐쇄의 구분

이물질에 의한 기도폐쇄는 부분폐쇄와 완전폐쇄로 구분된다. 기도가 부분적으로 폐쇄되어 있는 환자에서는 일단 환자의 환기상태를 평가해야 한다. 환자가 의식이 있으면서 말을 할 수 있거나 기침을 할 수 있다면 기도가 부분적으로 폐쇄되어 있다고 판정하며 비교적 환기상태가 양호하다고 판단할 수 있다. 그러나 의식이 없거나, 발성 혹은 기침이 불가능한 경우, 청색증이 발생하는 경우에는 기도가 완전히 폐쇄된 것으로 판단할 수 있다. 기도폐쇄가 의심되는 환자를 발견하면 즉시 응급의료체계로 도움을 요청한다. 환기상태가 비교적 양호하고 의식이 있는 환자에서는 환자상태를 관찰하면서 계속 기침을 하도록 유도한다. 지속적인 기침 후에도 이물질이 배출되지 않거나 발성이 불가능해지는 경우, 청색증이 발생하는 경우, 의식이 혼미해지는 경우에는 기도가 완전히 폐쇄된 것으로 판단하여야 한다. 환기상태가 양호하지 않은 부분폐쇄 환자는 완전폐쇄 환자와 같은 방법으로 응급처치를 시행한다.

표 6-1. 기도폐쇄가 의심되는 환자에서 환기상태의 판단

환기상태가 비교적 양호한 경우	의식이 있는 환자 발성이나 기침이 가능한 환자 천명음이 들리는 환자 청색증이 관찰되지 않는 환자
환기상태가 불량한 경우	의식이 없거나 혼미해지는 환자 청색증이 관찰되는 환자 발성이나 기침이 불가능한 환자

3. 기도폐쇄의 원인과 예방조치

1) 완전기도폐쇄

완전기도폐쇄는 보통 식사 중 발생한다. 말을 못하고, 숨을 헐떡거리거나 기침을 하지 못한다. 말을 시켜도 대답을 못하며 본능적으로 목을 잡고 어떻게 해보려고 하는 특징적인 자세(V-sign)를 취한다. 당황하고 절박해하며 얼굴은 창백해지고 수 분 내에 산소가 결핍된다.

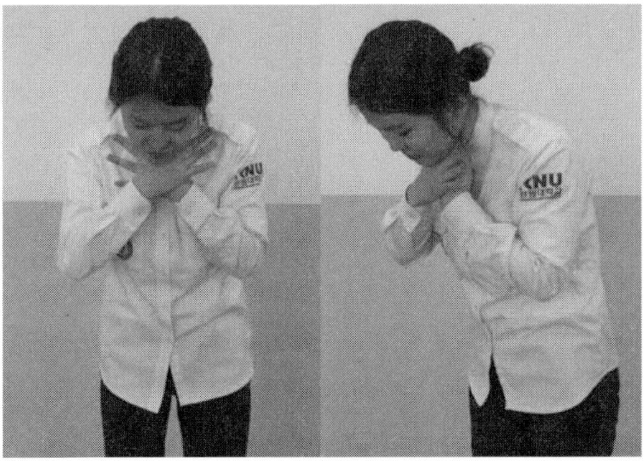

그림 6-1. 일반적인 기도폐쇄 자세

2) 부분기도폐쇄

기도에 이물질이 있거나 호흡곤란, 약한 기침을 하며 숨을 들이쉴 때 휘파람 소리처럼 색-색 하는 소리가 난다. 피부는 아직 분홍색이고 말초관류는 정상으로 나타나며 아직은 의식이 명료한 상태이다.

3) 소아나 영아의 기도폐쇄

소아나 유아는 어떤 물건이든지 입으로 확인하려는 습성이 있으며 핫도그, 사탕, 땅콩, 포도, 풍선, 작은 공, 공깃돌, 장난감, 동전 등이 주요한 기도폐쇄의 원인이다.

표 6-2. 성인과 소아/영아의 차이 및 잠재적 영향

성인과 비교한 해부·생리학적 차이	평가와 처치에 줄 수 있는 잠재적 영향
혀가 비례적으로 크고 기도구조가 작다	기도폐쇄가 더 쉽다
젖니(유치)	빠지기 쉽고 기도를 폐쇄할 수 있다
복식호흡	호흡을 평가하기 어렵다
더 빠른 호흡수	근육이 쉽게 피로하여, 호흡곤란을 야기
좀 더 유연한 늑골	외상으로 폐가 쉽게 손상
비장과 간이 더 노출	복부에 가해진 힘으로 손상 가능성

4. 성인과 소아의 기도폐쇄 응급처치술

1) 의식이 있는 성인과 소아의 기도폐쇄

환자가 의식이 있는 상태에서 말을 못하고 기침이나 호흡이 불가능할 때 하임리히법(복부 밀쳐 올리기 5회 실시)을 실시한다.

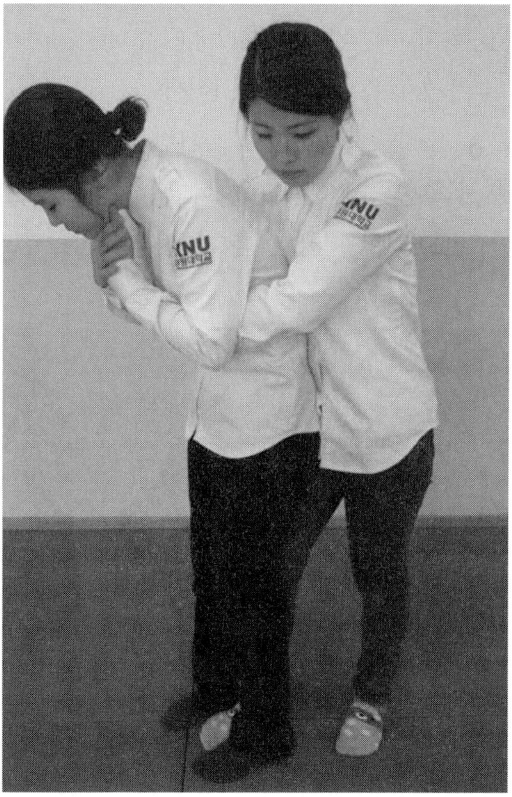

그림 6-2. 하임리히법

- 처치자는 환자의 등뒤에 선다.
- 한 팔로 부상자의 허리를 감싼다.
  (이때 팔뚝이 갈비뼈에 닿지 않도록 주의한다)
- 한 손으로 주먹을 쥐고 엄지를 부상자의 배꼽 바로 위와 흉골의 바로 아래에 둔다.
- 다른 한 손으로 주먹 쥔 손을 감싼다.
- 주먹으로 환자의 복부를 누르면서 빨리 위로 밀어 올린다. 5회 반복 실시한다.
- 이물을 제거하기 위해서는 매 번 동작이 분명하고 분리되어야 한다.
- 매 5회 실시한 후 환자의 상태와 처치방법을 점검한다.

다음의 상황이 일어날 때까지 복부 밀쳐 올리기를 5회씩 반복한다.

- 환자가 이물을 뱉어낼 때까지
- 환자가 호흡이나 기침을 힘차게 시작할 때까지
- 환자가 의식을 잃게 될 때 119에 구급차를 요청하고 손가락을 사용하여 이물을 제거한다.
- 응급구조사나 다른 훈련된 사람이 올 때까지 계속한다. 매 5회 실시 후 부상자의 상태와 처치 방법을 다시 확인한다.

2) 의식이 없는 성인과 소아의 기도폐쇄

환자가 의식이 없고 호흡이 멈춘 경우 가슴압박 및 심폐소생술을 실시한다.

3) 손가락으로 이물 제거

의식이 없는 부상자에게만 실시한다. 의식이 있는 부상자에게 실시할 경우 구역질이나 구토를 일으킬 수 있다. 엄지와 나머지 손가락을 사용하여 부상자의 턱과 혀를 잡고 위쪽으로 들어올리며, 혀를 잡아 당겨 이물을 꺼낸다. 입을 벌릴 수 없으면 엄지와 검지를 교차시키는 손가락 교차법을 실시하여 입을 벌린 후 혀와 턱을 들어올린다. 다른 손의 검지를 입안 한쪽으로 깊이 밀어 넣고 갈고리 걸듯 훑어낸다. 이물질이 잡히면 제거한다. 이때 이물질이 더 깊이 들어가지 않도록 한다.

5. 영아 기도폐쇄 응급처치술

1) 의식이 있는 영아의 기도폐쇄

영아가 의식이 있는 상태에서 기침을 못하거나, 울지 못하거나, 숨을 쉬지 못할 때 등 두드리기와 가슴 밀기를 이용하여 이물을 제거할 수 있다.

- 검지와 나머지 손가락을 영아의 턱에 대고 머리와 목을 받쳐서 한 손으로 영아를 들어 올린다.
- 영아의 머리가 바닥을 향하게 하여 처치자의 팔위에 놓으며, 머리를 가슴보다 낮게 한다. 처치자는 아기를 안은 팔을 자신의 허벅지에 고정시킨다.
- 손바닥으로 영아 등의 어깨 사이(견갑골)를 5회 두드린다.

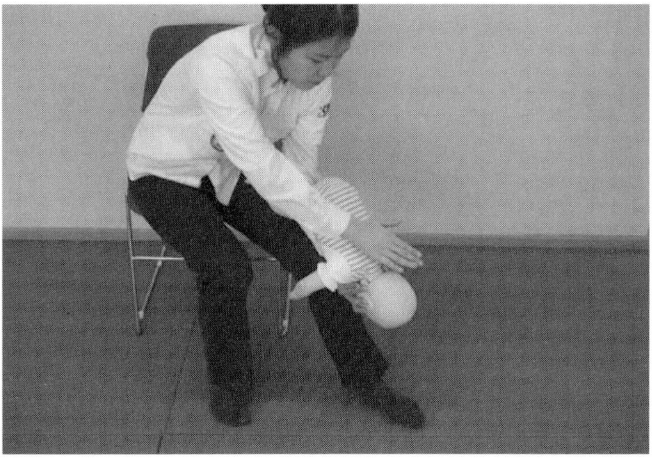

그림 6-3. 등두드리기법

- 영아의 뒷머리를 받쳐준다.
- 영아의 등을 바닥으로 향하게 하며 천천히 양팔 사이에 놓는다.
- 머리를 가슴보다 낮게 한다.
- 처치자의 몸집이 작은 경우 아이를 안은 팔을 처치자의 허벅지 위에 올려놓을 수도 있다.
- 유두 사이에 가상선을 긋는다.
- 손가락 세 개를 흉골 위에 올려놓되 약지를 영아의 얼굴 쪽으로 하며 가상선 위에 위치시킨다.
- 약지를 가슴에서 뗀다.
- 검지와 중지를 흉골에 올려놓고 5회의 압박을 시행한다.
- 가슴 누르기를 실시할 때 손가락을 가슴에서 떼지 않는다.

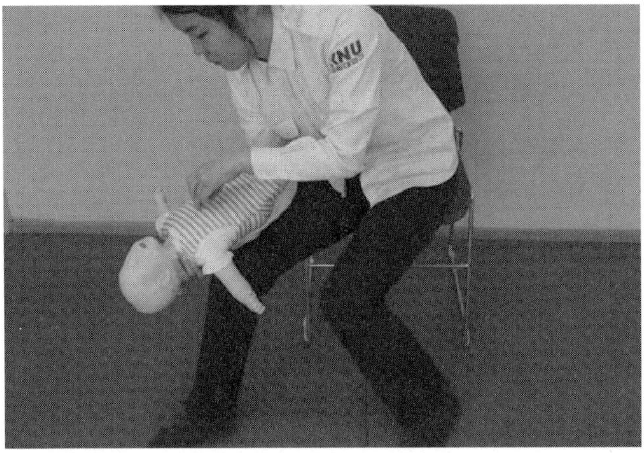

그림 6-4. 가슴 누르기 5회

영아가 의식을 잃거나, 이물이 배출되거나, 힘차게 숨을 쉬거나, 기침을 할 때까지 계속 반복 실시한다.

2) 의식이 없는 영아의 기도폐쇄

환자가 의식이 없고 호흡이 멈춘 경우 가슴압박 및 심폐소생술을 실시한다.

3) 손가락으로 이물제거

엄지와 나머지 손가락을 사용하여 영아의 턱과 혀를 잡고 위쪽으로 들어 올리며 이물이 확실히 보이면 새끼 손가락을 구부려 입안의 이물을 쓸어낸다. 이때 이물이 더 깊이 들어갈 수 있으므로 손에 닿지 않는 이물은 일부러 제거하지 않는다.

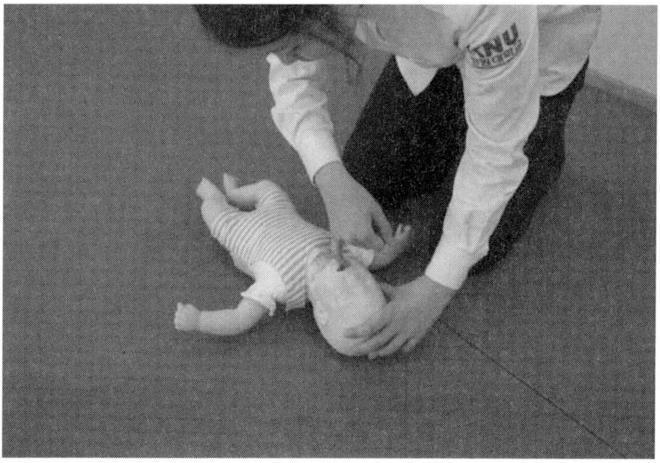

그림 6-5. 손가락으로 이물제거

제7장

뇌혈관계 응급처치

제7장. 뇌혈관계 응급처치

1. 뇌졸중

뇌졸중(Stroke)이란 뇌에 분포하는 동맥혈관이 혈전으로 막히거나, 혹은 터지면서 유발되는 질환이다. 한의학에서는 중풍이라고 하는 질환으로 일반인들이 많이 알고 있다. 이러한 뇌졸중은 혈전으로 막혀 피가 통하지 않는 뇌경색과 혈관이 터져 뇌 조직에 산소 공급이 되지 않는 뇌출혈, 두가지로 나뉘어진다. 뇌졸중은 뇌기능의 부분적 또는 전체적으로 급속히 발생한 장애가 상당 기간 이상 지속되는 것으로, 뇌혈관의 병 이외에는 다른 원인을 찾을 수 없는 상태를 일컫는다. 한의학계에서는 뇌졸중을 '중풍' 혹은 이를 줄여서 '풍(風)'이라고 지칭하는 경우도 있지만, 한의학에서 말하는 '중풍'에는 서양의학에서 '뇌졸중'으로 분류하지 않는 질환도 포함하고 있다. 따라서 '뇌졸중'과 '중풍'은 서로 구분하여 사용하는 것이 바람직하다

뇌졸중은 뇌혈관이 막혀서 발생하는 뇌경색(허혈성 뇌졸중)과 뇌혈관의 파열로 인해 뇌 조직 내부로 혈액이 유출되어 발생하는 뇌출혈(출혈성 뇌졸중)을 통틀어 일컫는 말이다.

원인은 다음과 같다.

- 혈전에 의한 뇌혈관 폐쇄
  원인: 죽상경화증
- 뇌동맥 파열에 의한 출혈
  원인: 고혈압, 뇌동맥류, 혈관기형

- 색전에 의한 뇌혈관 폐쇄

  원인: 심장판막질환, 심방세동, 심근경색, 대동맥 죽상경화증

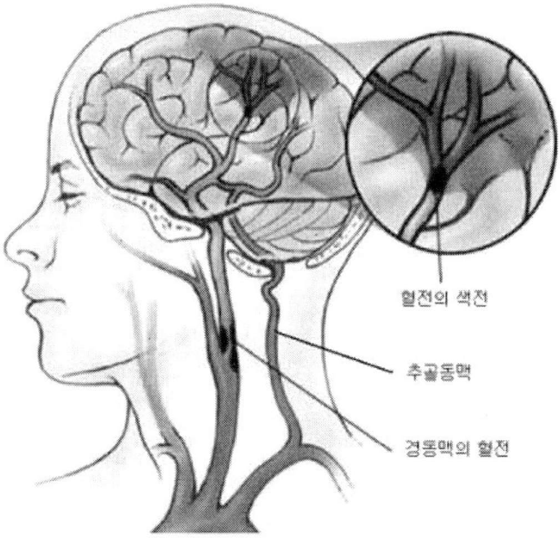

그림 7-1. 뇌졸중

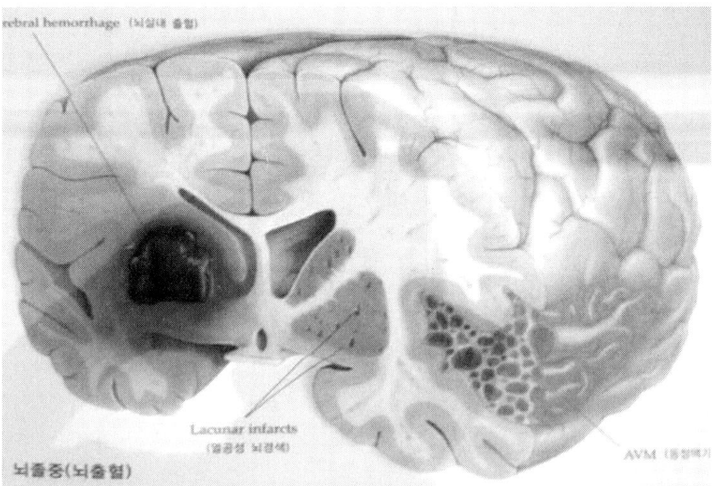

그림 7-2. 뇌출혈

1) 뇌경색은 다시 다음과 같이 분류할 수 있다.

- 일과성허혈발작(transient ischemic attack)
- 대 혈관 질환에 의한 뇌경색(cerebral infarction in large vessel disease)
- 심장질환에 의한 심인성 뇌경색(cerebral infarction in cardiogenic embolism)
- 소 혈관 질환(small vessel disease) 또는 열공 뇌경색(lacunar infarction)
- 기타 드문 원인에 의해 발생하는 뇌경색

2) 뇌출혈은 출혈의 위치에 따라 다음과 같이 분류된다.

- 뇌 내출혈 혹은 두개 내출혈
  (cerebral hemorrhage 혹은 intracerebral hemorrhage)
- 뇌실내출혈(intraventricular hemorrhage)
- 거미막 밑 출혈(subarachnoid hemorrhage)
- 경막외 출혈(epidural hemorrhage) 및 경막하 출혈(subdural hemorrhage)

2. 뇌졸중의 증상

1. 갑자기 한쪽 팔다리의 힘이 없거나 감각이 둔하다.
2. 갑자기 말을 못 하거나 발음이 어둔하다.
3. 갑자기 어지럽고 술 취한 사람처럼 비틀거리며 걷는다.
4. 갑자기 한쪽 눈이 안보이거나 물체가 두 개로 겹쳐 보인다.

세 가지 증상을 반드시 알고 이러한 증상이 있을 때 신속하게 환자를 병원으로 옮길 수 있어야 한다.

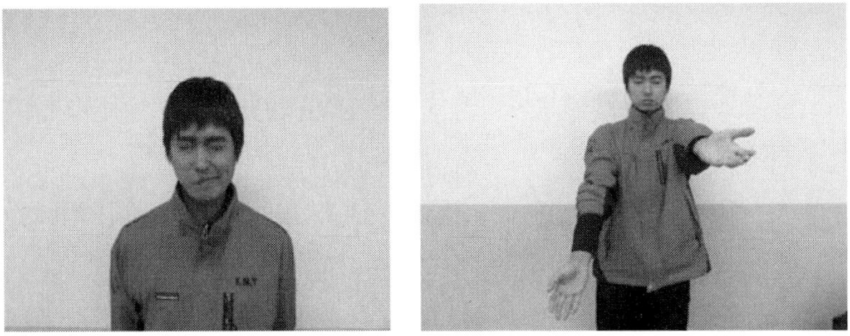

안면마비로 얼굴이 한쪽으로 돌아간 모습 팔이 한쪽으로 쳐지는 모습

그림 7-3. 뇌졸중 환자의 증상

이런 증상들이 모두 뇌졸중은 아니지만, CT(전산화단층촬영)나 MRI(자기공명영상촬영) 등의 정밀검사가 필요하며 증상이 사라졌더라도 종합병원을 방문하여 전문의사의 진료를 받는 것이 현명한 방법이다. 고령, 고혈압, 당뇨병, 흡연, 음주, 고지혈증, 비만, 뇌졸중의 과거력과 가족력 등이 대적인 뇌졸중 위험인자들이다. 다행인 것은 대부분의 뇌졸중 위험인자들은 본인의 노력으로 예방과 조절이 가능하다는 점이다. 뇌졸중이 발생하면 대개의 경우 후유증이 많이 남고 회복에 많은 시간이 걸리므로 뇌졸중은 오지 않도록 예방하는 것이 최선의 방법이다.

3. 뇌졸중 치료방법

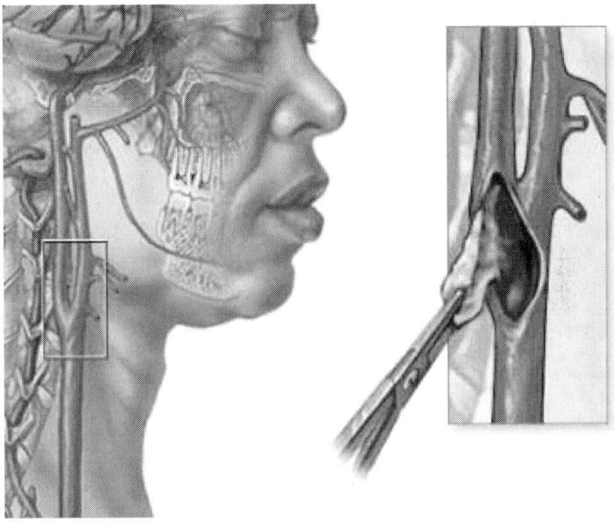

그림 7-4. 뇌졸중 치료방법

4. 일반적인 치료

산소 공급이 되지 않으면 뇌세포는 기능이 정지되고, 수 분내 세포가 파괴된다. 이런 세포파괴가 일어나는 경우 그 기능은 영구적으로 남게 된다. 그러나 뇌졸중을 빨리 인지하고 적절한 치료를 시행하면 뇌손상을 최소화할 수 있다. 여러 연구가 있으나 대략 뇌졸중 발생 이후 3시간 이내에 약물 치료를 할 경우 뇌 손상을 줄이는데 도움이 될 수 있다. 그러므로 뇌졸중의 증상과 징후를 잘 인지하고 있는 것이 무엇보다도 중요하다.

1) 약물요법

- 항응고제 : 헤파린과 쿠마딘 등의 항응고제는 혈관이나 심장 내에서 혈액응고가 일어나는 것을 방지하기 위하여 사용되는 약물로서 뇌졸중의 악화나 재발을 방지하는데 도움이 된다. 발병 후 약 24시간 후에 사용하는 것이 원칙인데, 뇌졸중이 심한 경우에는 3~5일 정도 사용을 지연한다.

- 항 혈소판제제 : 동맥경화 상태의 혈관 벽에서 혈전이 생기는 과정에는 혈소판의 역할이 매우 중요하다. 항 혈소판제제인 아스피린은 뇌졸중의 발병률을 약 30% 정도 감소시킨다.

- 혈전용해제 : 폐색된 뇌혈관을 재개통시켜 줌으로써 급성 뇌졸중에 대한 치료로 최근 널리 사용되고 있다. 많이 사용되는 혈전용해제는 유로카나제로서 인간의 오줌에서 추출되는 물질이다.

2) 수술

수술요법은 발병 초기에 뇌혈관 조영술을 시행하여 폐색된 혈관이 발견되면 외과적으로 혈관을 막고 있는 혈전을 제거해주는 방법이나 기술적으로 어려워 널리 시행되고 있지 않다.

3) 물리치료

- 제 1단계 : 뇌졸중 발생 직후 약물치료 중인 초기에는 마비된 팔이나 다리가 적절한 위치에 유지하도록 하고 수동적 운동을 한다.

- 제 2단계 : 약물치료가 끝난 후 환자 자신이 스스로 앉아 일상에서 사용하는 간단한 행동을 연습한다.

- 제 3 단계 : 앞의 두 단계를 어려움 없이 수행할 수 있으면 서서 운동하거나 따뜻한 물로 된 수조에서 운동을 가볍게 시작한다.

- 제 4단계 : 실내에서 보호자의 보조를 받으며 보행한다. 미세한 손가락 운동과 간단한 물건을 집어 옮겨 놓는 등의 다소 복합적은 운동도 병행한다.

- 제 5단계 : 좀 더 미세하고 복합적인 움직임을 연습한다. 이때 안전한 지팡이를 짚고 반복운동을 하도록 자신감을 심어주고 공포감도 없애주는 것이 좋다.

5. 뇌졸중 예방의 방법

1) 고혈압, 당뇨 등의 뇌졸중 위험인자의 조절과 치료
2) 금연과 절주(節酒)
3) 하루 30분 이상, 일주일에 3~4회 이상의 규칙적인 운동
4) 균형 잡힌 음식을 싱겁게 먹는 건강한 식생활

제8장

내과질환 응급처치

제8장. 내과질환 응급처치

인체가 노화되면 인체의 모든 조직이 퇴화되어 점차 정상적인 기능을 수행할 수 없게 된다. 감염에 의한 전염성 질환은 가벼운 감기에서부터 생명을 위협하는 뇌막염이나 간염에 이르기까지 다양하다. 감염환자를 다룰 때 주의하지 않으면 응급구조사가 오히려 세균에 감염될 수 있으므로, 응급구조사는 환자로부터 감염되지 않도록 모든 주의를 다하여야하며, 환자를 이송하는 도중 운송기구 등에 세균이 오염되지 않도록 주의하여야 한다.

1. 내과 응급질환의 원인

암 환자에서 발생하는 응급질환은 악성 신생물이 발생한 조직과 전이된 조직의 기능과 연관되어 있는 경우가 많다.

일반적으로 암 환자에 대한 응급구조사의 응급치료는 생명을 위협하는 합병증에 대한 기본적인 조치를 취하는 것이다.

내분비 기능의 장애로 발생되는 질환 중에서 응급구조사가 가장 흔히 접할 수 있는 질환은 당뇨병이다.

당뇨병에 의한 응급상황은 혈당의 급격한 상승에 의한 당뇨성 혼수와 인슐린의 과다투여에 의한 저혈당이다.

공동기관이 폐쇄된 환자에 대한 궁극적인 치료는 주로 외과적으로 처치하거나 특수한 의료장비를 사용하여야 한다.

따라서 이러한 환자의 응급치료에 있어서 응급구조사의 역할은 환자의 임상증상을 관찰하면서 빠른 시간내에 환자를 응급센터로 이송하는 것이다. 선천성 질환을 가진 소아환자에서 발생하는 주요 증상은 호흡곤란, 구토, 황달, 청색증, 연하곤란 등이다.

2. 내과 질환의 증상과 징후

내과 질환의 증상과 징후은 전신, 심혈관계, 뇌혈관계, 위장관계, 호흡계, 비뇨생식계으로 구분된다.

표 8-1. 내과 질환의 증상과 징후

질병발생부위	증상	징후
전신	쇠약, 어지러움, 오심, 오한	열, 맥박의 변화, 피부색, 피부결의 변화
심혈관계	흉통, 호흡곤란	불규칙한 맥박, 저혈압 거품 또는 혈액 섞인 가래, 청색증
뇌혈관계(신경계)	두통, 현기증, 허약함.	의식의 변화, 마비, 특정기능의 장애, 감각이상, 동공크기의 변화
위장관계	복통, 오심	설사, 구토, 혈변, 토혈, 복부팽만, 복부압통, 복부종물
호흡계	호흡곤란, 흉통	호흡수의 변화, 호흡곤란, 가래양의 증가, 거품 섞인 객혈, 천명음, 수포음
비뇨생식계	배뇨시 작열감, 빈뇨	혈뇨, 흐름의 변화, 복부종물

3. 복통

1) 급성 복증(Acute Abdomen)

복부병변으로 복강을 싸고 있는 얇은 막인 복막에 대한 급성 자극에 의하여 심한 복통을 일으키는 것이다. 관통한 자상이나 복부 타박상 등도 복부 기관을 손상시켜 급성 복증 일으킬 수 있다. 급성 복증은 특정 질환을 지칭하는 용어가 아닌 복부 내에 복막염을 유발하는 어떤 질환이 있다는 의미의 용어이다. 급성복증을 일으키는 질환의 대부분 복강 내 장기와 연관이 있다. 연관통으로 인하여 다른 질환으로 오인되는 경우가 있다.

2) 복막의 구조

벽쪽복막(parietal peritoneum): 통증, 촉감, 압력, 냉온감 등 피부의 감각과 유사하다. 자극된 부위를 인지한다.

내장쪽 복막(visceral peritoneum): 자율신경계에서 분지, 어느 한 부위 의 통증만으로 나타나지 않고 불특정한 장의 통증을 느낀다.

- 연관통(聯關痛;referred pain)(관련통): 어떠한 장기기관에 통증의 원인이 있으면 뇌는 이 통증이 다른 부위 몸의 표면에서 생긴 것처럼 잘못 인식하며, 특정 부위의 피부와 특정 기관의 사이에 연관되어 나타남.

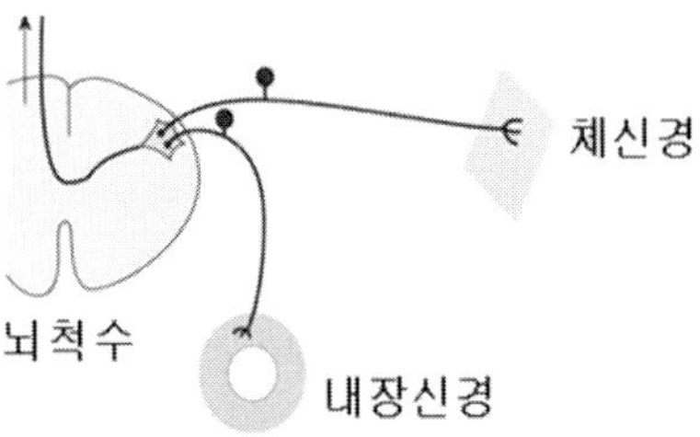

그림 8-1. 신경

병력(History)

최근의 질병, 과거의 질병, 심장 또는 호흡질환, 알코올 및 약물 사용, 복부수술의 기왕력, 생리, 임신여부, 피임장치 여부 등을 물어본다.통증과 관련해서 문진한다.

이학적 검사

생체징후를 측정한다.

· 복통을 경감시키기 위한 특이한 자세를 취하는지 관찰한다.
· 복부의 팽만여부를 관찰한다.
· 복부경직이 있는 지를 확인한다.
· 장음이 들리는지를 확인한다.
· 복부 진찰을 위하여 이송을 지연시키지 않도록한다.

3) 증상 및 징후

(1) 국소적 또는 전반적인 복통, 압통 (2) 식욕감퇴, 오심, 구토
(3) 체위 변화시 복통의 악화 (4) 빠르고 얕은 호흡, 빈맥, 저혈압
(5) 복부강직, 복부팽만 (6) 호흡이 가빠지고 심장이 빨리 수축함

(7) 전이통, 열 (8) 배변 곤란 또는 변비

4) 급성복증과 통증 위치

(1) 복통 확인

환자에게 다음과 같은 질문을 한다.

- 통증이 언제 시작되었는가? 통증의 위치는 어디인가?
- 구역질이 나는가?
- 설사나 구토가 있는가?
- 열이 있는가?
- 임신 가능성이 있는가?

(2) 복통 시 주의사항

- 관장제나 설사제를 주지 않는다.
- 통증이 지속되면 물 이외에 다른 음료는 주지 않는다.
- 딱딱한 음식을 주지 않는다.
- 유제품을 주지 않는다.

5) 급성복증 원인질환

(1) 장천공 – 위장관벽에 구멍이 생기는 것, 탈장, 종양 등에 의해 발생
(2) 장폐색 – 유착
(3) 충수돌기염
(4) 췌장염 – 알코올, 담석증

(5) 당남염, 담석증 - 당남관이 담석에 의하여 막히는 것
(6) 복부외상 - 교통사고, 폭행, 낙상
(7) 소화성 궤양- 출혈성인 경우 흑혈변을 보기도 함
(8) 게실염-결장의 벽에 생성된 주머니에서 발생한 염증
(9) 상부위장관 출혈-식도정맥류, 악성종양
(10) 탈장-서혜부나 복벽을 통한 복강내 장기 돌출

표 8-2. 급성복증과 통증 위치

우상복부 통증	**좌상복부 통증**
담도(담즙의 운반경로)질환 간질환(간염) 췌장염 심근경색 소화궤양 폐렴	위염 위궤양 췌장염 신결석 심근경색 폐렴
우하복부 통증	**좌하복부 통증**
충수염(맹장 끝에 6~9cm 길이로 달린 충수돌기에 염증이 발생하는 것) 난소 낭 종(난소에 발생하는 낭성 종양으로, 내부가 수액 성분으로 차 있는 물혹) 배란통 골반 내 감염 방광염 전립선염 요도결석	자궁 외 임신 난소 낭 종 배란통 골반 내 감염 요관 결석 장염

6) 급성복증 환자의 응급처치

(1) 기도를 유지하고 구토에 대비한다.
(2) 구토의 가능성이 있는 경우 왼쪽으로 눕힌다.
(3) 환자에게 제산제를 준다.
(4) 환자의 배에 따뜻한 물병을 댄다.
(5) 환자를 편안한 자세로 있게 한다.
(6) 산소를 투여한다.
(7) 저 체액성 쇼크에 대비한다.
(8) 입으로 아무것도 투여하지 않는다.
(9) 진통제나 진정제를 투여하지 않는다.
(10) 환자에 대한 정보를 기록한다.
(11) 이송 시에는 환자가 가장 편안해하는 자세로 해준다.

4. 노인응급

1) 노화의 개념

일반적으로 65세 이상을 노인으로 정의하고, 한국에서는 회갑을 기준으로 60세 이상을 노인으로 정의하기도 한다.

- 늙은 노인(old, vulnerable old): 75세 이상의 노인
- 젊은 노인(young old): 55-74세 연령층의 노인

2) 노인 인구의 증가

과학과 의료 기술의 발달로 인한 사망률의 저하와 평균 수명의

연장으로 노인인구가 급속도로 증가.

표 8-3. 우리나라 노인인구의 증가 추이

연도	2000년 (고령화사회)	2008년	2018년 (고령사회)	2026년 (초고령사회)
전체 인구수	47,008	48,607	49,340	49,039
65세 이상의 인구수	3,395	5,016	7,075	10,218
65세 이상 노인의 구성비(%)	7.2%	10.3%	14.3%	20.8%

2000년에 이미 고령화 사회(7%이상)에 진입하였으며, 향후 10년 후 (2018년)에는 고령사회(14%이상), 2026년에는 초고령사회(20%이상)에 도달할 것으로 전망한다.

※노인 간호의 필요성

(1) 평균수명의 증가
(2) 만성 퇴행성 질병이 증가
(3) 외상 상태의 기간이 연장
(4) 질병의 증상 정도에 따라 일상생활에서 치료 및 간호까지 다양한 간호가 요구
(5) 여성의 사회진출이 증가하면서 방치된 노인의 수가 증가함으로 대체 인력이 필요

3) 노년기 변화

노년기는 각종 노화현상이 두드러지고 신체, 정신, 사회문화적 기능의 저하가 현저하게 나타나는 시기이다.

- 환경변화에 적절히 적응할 수 있는 자체조직에 결함을 가진 사람
- 인체의 기관, 조직기능 등에서 결손 되어 가고 있는 사람
- 생활체의 적응이 정신적으로 결손 되어 가고 있는 사람
- 인체의 조직기능 저장의 소모로 적응감퇴상태에 있는 사람

(1) 신체적 노화

인간은 청년기와 장년기를 지나면서 모든 신체적 기능이 감퇴됨.

신체계측상의 변화(척추의 변화 등),외모의 변화(주름),감각기관의 변화(균형감각, 시력감퇴)

- 기능의 저하의 평가

목욕, 옷 입기, 화장실 이용, 침대나 의자에서의 이동, 먹는 것, 자제(continence) 기본적인 생활의 수행이 어렵다면 간병인이 필요

감별 진단은 약물의 부작용에서부터 심근경색, 폐혈증, 경막하 혈종과 같은 중대한 병이 포함

(2) 심리적 노화

- 감각을 예민하게 느끼지 못하고, 특히 시각과 청각능력이 저하되어 심리적으로 위축됨
- 핵가족화의 확대로 노인들의 외로움이 커짐

내향성 및 수동성의 증가, 조심성 및 경직성의 증가, 우울증 경향의 증가, 과거에 대한 회상의 증가, 친근한 사물에 대한 애착성, 자아개념의 변화 등이 나타남.

(3) 노년기의 발달과업

- 체력감소에 따른 건강생활
- 은퇴에 따른 경제생활 적응문제
- 배우자 사망에 적응하는 일
- 노년기의 사회적 역할 수행과제

노인이 됨에 따라 가정 내의 위치가 변하고, 직장에서 은퇴하여 경제적으로 타인에게 의존하지 않으면 안 되는 것 등이 노인의 심리에 커다란 영향을 미치게 된다.(은퇴, 소득감소, 퇴직 후 변화, 죽음의 준비 및 재혼)

4) 노인질병의 특성

(1) 생리적 항상성의 유지능력이 저하된다.
(2) 동시에 여러 가지 질병을 보유한다.
(3) 질병 양상과 과정이 특이하게 나타난다.
(4) 질병의 치료과정에서 합병증이 많이 생긴다.
(5) 질병의 경과가 길어지고 재발하기 쉽다.

5) 노년기 변화

(1) 자세와 균형감

- 나이가 들어감에 따라 근육이 약해지고 움직임이 민첩하지 못하게 됨
- 머리와 목이 앞쪽으로 굽고, 척추가 굽어져서 전체적으로 상체가 굽어짐
- 그로 인해 자세와 관련되는 인대의 강직, 관절의 구축, 근육과 건의 경화 등 퇴행
- 이러한 신체 변화는 몸의 균형감을 방해

※ 낙상

노인 사망 원인의 약 5%를 차지하며 낙상 시, 찰과상, 타박상이 흔하며 낙상 중 3%정도가 골절 등의 심한 상해를 입는다. 낙상은 뇌경막하 혈종, 골절 등의 질환을 야기하며 침상안정을 취하고 있다가 체온 저하증이나 탈수, 기관지 폐렴이나 욕창, 배뇨장애나 변비 등의 합병증이 생기기도 한다.

- 추락의 결과 : 손상, 추락에 대한 두려움 일상생활의 활동 저하 '사망'을 초래하기도 함.
- 낙상 예방

(2) 약물에 대한 반응

- 약물을 투여했을 때에도 흡수속도, 체내약물의 분포, 대사양상, 배설경로와 속도 등에 변화가 있고 개인차도 다양하다.
- 따라서 예기치 않은 부작용이나 중독증상이 발생할 수 있으며 장

기의 예비능력 저하로 약물의 효과가 나타나지 않을 수도 있음.
- 노인은 신장 및 간 기능의 감소로 약물대사가 저하되고 신장을 통한 약물의 배설도 지연되며 약물에 대한 감수성도 변화한다.

표 8-4. 노인 낙상의 원인

구분		낙상의 원인
환경요인	물리적 환경	미끄러운 바닥, 장애물, 문지방, 경사 급함, 손잡이가 없음, 주름지고 울퉁불퉁한 융단, 계단 등
	시각적 환경	불충분한 조명
노인 개인요인	신체기동성 장애	보행기능과 조절기능의 장애 생리적 평형조절 기전의 저하 : 어지럼, 불안정
	감각, 지각 장애	시력장애 자기자극 감수성의 장애
	질병상태	신경계 : 뇌혈관장애, 파킨슨병, 척수의 퇴화, 척수로질병, 소뇌위축 등 심혈관계 : 부정맥, 체위성 저혈압, 척수기저 허혈 호흡기계 : 인체 내의 산소농도 저하 소모성 질병 : 빈혈, 신생물, 면역억제 등 근골격계 : 퇴행성관절염, 골다공증 알코올과 약물의 남용 진정제, 저혈당증, 혈압강하제, 장시간 침상안정
	인구사회학적 요인	여성 노인 70~74세 연령층 독거노인

표 8-5. 노년기 생리적 변화와 약물치료에 미치는 영향

생리적 변화	약물치료에 미치는 영향
위산의 감소 위장운동의 저하 위장혈류량 감소	항생제, 항응고제, 칼슘차단제(Calcium channel blocker), 히스타민 길항제 등의 약물 흡수율을 지연시킬 수 있다.
혈청 알부민치의 저하 단백질-약물의 결합변화	경구용 항응고제, 경구용 혈당하강제, 이뇨제, 칼슘 차단제, 퀴니딘, 비스테로이드성 항염제 등의 약물효과를 높이게 된다.
심박출량 감소 말초 순환의 장애 체지방의 증가	페노타이아진, 바비튜레이트산 염과 같은 지용성 약물을 체내에 축적시키고 약물의 배설을 지연시킨다.

(3) 면역과 감염

- 노인의 신체적 저항력 감소와 감염에 대한 방어력의 변화는 노화에 따른 질병의 이환율 증가와 감염의 발생에 중요하게 영향을 미침
- 면역계는 주로 림프구와 대식세포가 담당하는데 나이가 들어감에 따라 말초혈액의 림프구 수가 점차 줄어듦
- T림프구의 분화와 성숙을 주관하는 흉선은 연령이 증가함에 따라 퇴축하게 되며, 이는 숙주의 노화과정에서 흉선내의 성숙T세포 수를 감소시키고 미성숙 T세포 수를 증가시켜서 세포성 면역기능이나 체액성 면역기능에 영향을 미침.
- 노인의 경우 면역글로불린의 분비와 점막표면에서의 여러 가지 감염 억제기능이 저하되어 이러한 자연방어기능이 떨어짐.
- 부정형적인 질병 양상

  감염의 국소적인 증상, 징후가 없을 수도 있음.

열병 단독(isolated fever), 식욕 부진, 허약, 피로 같은 특정하지 않은 증상

열 대신에 저체온이 나타날 수 있음.

- 감염의 가장 흔한 위치 : 폐, 요로계, 복부, 피부

5. 의식변화

1) 혼수상태

의식의 변화는 간단한 사고의 장애로부터 완전히 의식이 없는 상태까지 매우 다양하게 나타나며, 혼수상태는 아무리 강력한 외부 자극을 주었을 지라도(예 : 환자를 꼬집어보는 등) 전혀 반응하지 않고 깨어나지 못하는 경우를 말한다. 일반적으로 의식변화는 다음과 같은 원인들로 오게 된다.

① 구조적 병변 : 외상, 뇌종양, 간질, 두 개내 출혈 등

② 대사성 : 무산소증, 저혈당, 당뇨성 케토산증, 간 부전, 신부전

③ 약물

④ 심혈관계 : 고혈압성 뇌증, 쇽, 과민성 쇽, 부정맥, 심정지, 신부전

⑤ 감염

원인이 이와 같이 다양하므로 일반인들이 이를 감별하기란 어렵다. 그러나 이런 상태에 놓여 있는 사람을 발견했을 경우 가장 먼저 확인해야 할 상황은 그 사람이 숨을 쉬고 있는지에 대한 여부이다. 원인이 어떠하건 간에 의식이 없는 사람은 혀가 목구멍 뒤로 처지기 쉬우며 기도를 막아서 숨을 쉬지 못하여 생기는 것이 가장 시급하게

해결해야 되는 사항이다. 만일 호흡이 좋지 못하다면 기도를 유지하여 환자의 호흡이 가능하도록 한다. 만일 환자가 호흡이 없다면 기도유지를 다시 하고 인공호흡을 통하여 그 사람에게 산소를 공급할 수 있도록 한다. 또한, 이런 경우에 처해 있는 사람의 주변인들은 다음과 같은 것에 주의하여 정보를 모아 처치자가(예: 응급구조사, 119 구급대원 등) 도착하였을 때 정보를 제공하는 것이 중요하다. 처치자가 여유시간이 좀 있다면 환자를 더욱 자세히 관찰하여야 하는데 이때에는 자극에 반응하는지, 호흡의 상태나 횟수, 깊이 정도를 알아보아야 한다. 또한 가능하다면 다음도 확인하는 것을 잊지 않도록 한다.

① 의식변화의 기간이 얼마나 되는가?
② 갑자기 시작되었는가 혹은 서서히 시작되었는가?
③ 최근 4주 이내에 두부외상이 있었는가?
④ 현재 치료 중인가?
⑤ 술을 마셨다거나 약을 먹었는가?
⑥ 변화이전의 특별한 행동이 있었는가?
⑦ 현재 먹고 있는 약이 있는가?

- 이때 행할 수 있는 처치는 다음과 같다.
① 기도를 열어주기 위해 고개를 들어준다.
② 호흡이 없다면 인공호흡을 실시한다.
③ 만일 경추(목)손상이 의심되는 사람이라면 함부로 건드리지 말고 전문 처치자에게 조언을 받아서 행동 할 수 있도록 한다.

환자의 머리와 신체가 정중앙에 오게 한 후 환자의 이마는 눌러주고 턱은 검지와 중지 두 손가락으로 들어준다. 기도유지를 해준

상태에서 환자의 얼굴에 구조자의 얼굴을 가져가대고 구조자의 눈은 환자의 가슴을 보며 환자의 10초간 호흡유무를 확인한다.

기도(A)호흡(B)순환(C)을 평가와 기도의 개방성, 흉부의 움직임과 호흡의 충분성, 그리고 심박수를 평가하고 이들중 어느 하나가 충분하지 않는다면 BLS와 ALS절차 기준을 따른다.

의식수준을 확인한다.

- AVPU 지수계를 이용하여 정신 상태를 검사한다.

  외상을 검사한다.

- 열상, 배틀 징후(Battle's sign), 타박상 등 검사한다.

  무반응의 기원을 위해 좀 더 검사한다.

- 동공의 크기와 반응을 검사한다.

2) 경련

경련은 흔히 간질이라고 이야기되는 대발작부터 소아의 열성 경련, 그 외 다양한 형태로 나타나므로 평소 경험이 없던 일반인들은 당황하기 십상이다. 어른은 간질이 원래 있던 사람은 평소에 약을 잘 복용하는 것이 중요하고 갑자기 처음으로 생기는 경련은 의료기관에 가서 궁극적으로 원인을 알아서 처치해야 한다. 소아는 열이 심하게 날 때 경련이 생기기 쉬우므로 해열제나 옷을 벗기고 물로 닦아주는 노력을 해야 한다. 경련의 증상은 갑자기 이상한 행동이 나타나는데 눈이 뒤집힌다던가, 온 몸을 부르르 계속하여 떨고 거품을 물며 신체가 비정상적인 행동이 반복하는 등이다. 물론 이러한 증상 중의 일부는 진짜 경련이 아니고 정신적인 문제 때문에 나타날 수도 있어 겉으로만 급한 것 같고 내용적으로는 응급환자가 아닐 수도 있다. 이는 일반인으로서는 감별하기 힘들다.

① 처치

무엇보다도 숨을 쉴 수 있도록 기도확보가 중요하다. 원인적 치료는 의료기관에 이송하여 실시할 수 있지만 도착하기 전까지 숨을 쉴 수 있도록 기도확보를 잘 실시하여야 한다. 대발작 환자 중에는 쓰러져서 다른 물체에 부딪히기 쉽고 혀를 깨무는 동시에 혀와 구강내 손상을 최소화 할 수 있도록 경구기도기를 입 속에 삽입하도록 하며 없을 때에는 임시로 딱딱하고 부드러운 막대같은 물체로 이를 대신할 수 있다. 소아는 이와 더불어 열성경련이 많으므로 미지근한 물로 몸을 닦아주도록 하며 이에 앞서 옷을 전부 벗겨서 수분의 증발 시 체온이 떨어질 수 있도록 한다.

② 주의

대발작 시는 환자가 발작하며 다칠 수 있으므로 주위에 부딪혀서 다치거나 찔릴만한 물건을 치워주어야 한다.
무엇보다도 경련 자체보다도 기도확보를 통하여 숨을 계속 쉴 수 있게 하여야 하며 경련 중에는 호흡이 멈출 수도 있으므로 인공호흡을 하며 신속히 이송한다.

3) 통증

▶ 복통

복통은 흔히 오심(구토할 것 같은 느낌), 구토, 배 근육의 수축, 다른 부위의 통증과 같이 나타나는 경우가 많으며, 어떤 경우는 배가 아픈 상황이 수술에 의해 치료 받지 않는다면 치명적일 수도 있으므로 심한 통증 호소의 정도를 평가하고 그냥 지나치지 않는 것이 필요하다. 계속되는 복통은 꼭 응급실에 이송되어 진찰되도록 해야 한다는 것도 잊어서는 안 된다. 배 아픈데 대한 민간요법도 많은 것이 사실이나 배아픈 원인이 수백 가지 이상 있을 수 있고 그에 대한 치료도 조금씩 다를 수 있다는 것을 이해해야 한다. 중요한 것은 단순 배앓이가 아닌 상황을 가볍게 넘기지 말아야 한다는 것이다. 배가 아픈 환자들은 때로 토하거나 춥다고 하고, 설사나 변비, 소변이나 대변에 피가 섞여 나오거나, 열이 나기도 하며 환자의 자세는 다양하게 나타나는데 웅츠리는 행동을 하거나 움직이지 않으려고 할 수도 있다. 또한 배가 아플 때 위험한 것 중 하나는 신체 내에서 일어나는 출혈인데 피가 나는 정도를 눈으로 알 수 없기 때문에 혈액량의 감소를 생각하고 쇼크가 일어나는지 주의깊게 관찰해야 한다. 피를 토한다던지 변이 붉게 나오면 출혈이 같이 있는지 알지만, 짜장 색깔같은 검은 변이 나와도 상부위장관의 출혈이 있다는 신호이므로 철저히 점검되어야 한다.

이런 사람에게 병원으로 가기 전 취해 줄 수 있는 처치로는 편안한 체위를 취해 주며, 어떤 음식도 주지 않고 또, 그 통증부위를 배꼽을 경계로 하여 4부위로 나누어 어느 쪽에 통증이 있는지도 조사해두어 처치자가 도착했을 때 정보를 주면 도움이 되며, 혈액을 토하거나 또는 변에 섞여 나왔는지 그 양과 색깔을 알아두고 그 증거물을 처치자가 도착할 때까지 보존할 수 있으면 그렇게 하도록 한다. 그러나 이런 사람을 병원으로 이송하기 전에 현장에서 할 수 있는 처치는 그리 많지도, 효과적이지도 못하므로, 너무 오랜 시간을 끄는 것은 도움이 되지 않으므로, 병원으로 빠르게 이송할 수 있도록 신고하는 것이 중요하다.

▶ 두통

두통의 흔한 원인은 축농증, 감기, 긴장, 눈의 피로, 수면부족, 배가 고플 때 등 다양하다. 그러나 머리나 척추에 손상이 있을 때도 역시 두통을 유발한다. 그 증상은 머리의 아무 부분이나 지속이거나 가끔씩 통증이 오는데, 처치는 환자의 이마에 찬 것이나 뜨거운 물을 담은 병을 싸서 누르며, 환자로 하여금 어두운 방에 누워 있도록 권한다. 만약 두통이 계속되고, 구역질 구토, 열, 목이 뻣뻣해지거나, 시력이 혼란스럽거나, 두부손상, 혼란, 점진적인 의식의 소실이 동반된다면, 의학적 도움을 요청하여야 한다. 평소 느끼던 두통과 느낌이 다르고 너무나 심하고 오래간다던지, 상기한 다른 심한 증상이 같이 있을 때는 뇌수막염, 뇌졸중, 뇌출혈 등 다양한 뇌의 병변이 동반될 수 있을 가능성이 있다. 이는 응급상황이므로 빨리 이송하여야 한다.

▶ 치통

치통의 가장 흔한 원인은 이빨의 에나멜질의 부식에 의한 것이다.(즉, 이빨이 썩는 것) 그러나, 농양, 잘못 깨물어서 가해진 압박에 의해서 유발될 수도 있으며, 안면신경의 염증으로 인해 유발된 통증이 방사되어 치통을 유발할 수 있다. 그 증상은 치아와 턱의 통증이 있으며 지속적이거나 가끔 통증이 있고, 이 통증은 찬 것이나 뜨거운 것을 먹거나 하면 더 심해진다. 치료는 심하고 지속적인 통증이 있으면 뜨거운 물을 넣은 병을 싼 것이나 뜨거운 헝겊으로 상한 이가 있는 쪽의 얼굴에 댄다. 만약 증상이 계속되면, 혹은 그 이 주위로 열이 나고 부으면 지체하지 말고 의사나 치과의사를 찾아가도록 한다.

▸ 귀의 통증

귀의 통증은 그 통증이 굉장히 심하다. 이것은 귀 안이나 귀 주위의 감염에 의해 초래되다. 즉, 귀의 종기나 농양 등에 의해 초래된다. 그러나 가장 흔한 이유는 특히 어린아이에 있어서 목을 통해 세균이 귀로 퍼져 유발된 중이염에 의한 것이다. 이런 종류의 감염은 편도선염, 홍역, 감기 등을 앓고 나서 잘 온다. 귀의 통증은 귀지가 너무 많을 때 또는 비행기 여행이나 잠수 시 갑자기 고막에 가해지는 압력의 변화가 있을 때도 잘 나타나며, 그 증상은 지속적이거나 가끔 귀의 통증이 생기고, 치료는 심하고 지속적인 통증을 해소하기 위하여 아픈 쪽 귀에 뜨거운 것을 다물고 침을 삼키거나 양 볼이 불룩해지도록 불게하며, 통증이 지속적이건, 분비물, 열, 청각의 이상이나 들리는 정도가 다를 때는 즉시 의학적 도움을 구하도록 한다.

▸ 목이 아플 때

가벼운 통증이나 경직이 목의 근육에 발생하는 경우로는, 장시간 한 자세로 앉아 있거나 누워있는 경우나 장기를 두거나 정신적 긴장이 계속될 때 생길 수 있지만 바이러스성 질환이나 타박에 의해서도 유발 될 수 있다. 그 증상은 목 부위의 통증이 있고 움직이면 심해진다는 것이고, 치료는 통증을 해소하기 위해서 아픈 부위에 뜨거운 것으로 찜질을 하고 목을 부드럽게 움직이도록 한다. 증상이 계속되거나, 목이 붓고 구역질이나 구토, 두통, 혼란, 의식의 상실, 명백한 목의 외상이 있을 때 의학적 도움을 구하도록 한다.

4) 기절, 졸도

▶ 기절

기절이란 잠깐 동안 의식을 잃는 것이다. 흔히 뇌로 가는 혈액의 일시적 감소로 인해 생기는 현상으로 회복은 빠르고 완전하게 된다. 통증이나 공포에 대한 신경반응으로 올 수 있으며 혹은 감정적 혼란의 결과, 탈진, 굶었을 때도 일어날 수 있다. 그러나 실제로 오랫동안 움직임이 없었을 때 신체의 다리에 많은 양의 피가 고이게 되어 다른 부분의 순환을 감소시킬 때가 더 흔하다. 이런 사람의 특징적인 증상은 매우 창백해 보이고 맥박이 느리고 약한 것을 알 수 있으며 그 처치는 다음과 같다.

- 처치

① 만일 환자가 불안정해 하면 앉히고 두 무릎 사이에 머리를 앞으로 기울이게 하여 심호흡을 하도록 한다.
② 목이나, 가슴, 허리의 쪼이는 옷을 풀어 준다.
③ 의식을 찾으면 환자를 안심시키고 앉은 자세로 일으킨다.
④ 의식을 완전히 찾을 때까지는 입으로 아무것도 주지 말고 회복 후 찬물을 조금씩 마시도록 한다.

- 주의

일반인들은 졸도한 것과 다른 심각한 질병으로 인하여 의식을 잃은 것과 구별하기 힘들다. 따라서 기절한 현장에서 회복을 바라고 너무 오래 시간을 끌지 않도록 하며 의료기관에서 확인하는 과정이 필요하다. 중간에 환자의 호흡과 맥박은 계속 확인하고 없으면 신속히 그에 대한 응급처치를 해야 한다.

6. 이물질 삽입

1) 눈의 이물

- 처치

눈에 가해지는 손상은 모두 심각할 가능성이 있다. 왜냐하면 이물이나 조각들이 안구에 손상을 주고 그 결과 안구 내부의 손상과 감염을 일으킬 가능성이 있기 때문이다. 눈은 자극적인 이물질을 씻어내기 위하여 눈물의 생성과 분비가 증가하여 계속 눈물을 흘리는데, 대부분의 경우에 눈물로 이물을 제거 될 수 있다.
환자의 대부분은 눈에 이물이 들어가면 눈을 비비게 되는데, 그것을 멈추게 하고 환자를 의자에 앉힌 후 불빛을 마주보게 하고 뒤로 기대게 한다. 환자의 뒤에 서서 손가락으로 환자의 눈을 상하로 벌린 후 가능한 눈의 모든 부위를 살펴본다. 만약 눈 속의 이물이 보이면 소독된 물이나 생리식염수를 이용하여, 머리를 이물이 들어간 눈쪽으로 기울여서 눈을 씻어낸 물이 다른 쪽 눈으로 가지않고 뺨을 따라 흘러 내리도록 한다. 만약 이것이 어렵거나 물이 없고, 또 이물이 눈에 박혀있지 않으면 젖은 솜이나 깨끗한 손수건의 구석을 적셔 이물을 제거한다. 만약 이물 제거가 실패하면 상처받은 눈에 안대나 거즈를 대고 그 반대편 눈도 가려 병원으로 신속히 온다.

- 주의

눈에 들어간 이물질 중에서 날카로운 것은 절대로 물로 닦거나 문지르지 않도록 한다. 예를 들어서 유리조각이 튀어 들어갔을 때

눈이 입는 손상은 유리조각의 오염보다는 유리조각에 긁히거나 찔리는 것이 더 심각할 것이다. 이러한 상황에서 물로 씻던지 비비면 눈의 상처만 더 증가시킬 뿐이다. 이는 의료기관에서 전문 장비를 갖고 해결해야 할 문제이다.

2) 코의 이물

- 처치

코의 이물은 자갈이나, 공깃돌, 또는 가지고 놀던 장난감 등을 코에 집어넣을 수 있는 어린아이들에게서 흔히 일어 날 수 있는 일이다. 부드러운 것은 코 안에서 꽉 끼게 되지만 날카로운 것은 코의 조직에 손상을 줄 수 있다. 이때 환자는 코로 숨 쉬는 게 힘들고 코가 붓게 되는데, 입으로 숨을 쉬고 코로 공기를 밖으로 배출하게 한다. 이것으로인해 이물이 밖으로 빠져 나오면 좋지만, 그렇지 못할 경우 당황해져서 코의 이물을 가정에서 흔히 집게나 기타 도구로 제거하려는 시도를 많이 하게 되는데 이 방법은 코의 이물을 코 속으로 더욱 깊이 들어가게 할 수 있다. 그러므로 환자를 입을 통해 숨쉬게 하고, 안심시킨 후 병원으로 빠르게 이송한다.

- 주의

이물질이 겉에서 보인다고 억지로 잡아 빼려고 너무 노력하지 않는다. 쉽게 나오는 것은 괜찮지만 반복하고 힘을 가할 때는 코에 상처를 주게 된다. 특히 날카로운 물질이 들어갔을 때에는 이러한 노력을 시도하지 말고 병원에서 처치 받아야 한다.

3) 귀의 이물

귀의 이물은 어린 아이들에게 있어서 가장 흔한 형태이다. 귀의 이물은 일시적으로 귀가 들리지 않지만, 깊은 침투는 고막의 손상을 유발한다. 예를 들어 바퀴벌레나 파리 또는 콩 등이 귀에 들어가는 경우가 그것이다. 귀에 이물이 들어가면 환자는 귀의 통증을 호소하고 벌레가 들어간 경우에는 귀 속에서 진동을 느끼게 되거나 이물이 들어간 쪽의 청각에 이상을 호소한다. 벌레가 들어가서 움직일 때에는 그 통증은 매우 심하다.

우선 환자를 안심시킨 후 만약 벌레가 들어갔으면, 미지근한 물을 귀에 부어 흘러넘치게 한다. 미지근한 물을 사용하는 것은 환자에게 차가운 물로 귀를 씻어 낼 경우 환자가 떨림이나, 어지러움을 호소할 수 있기 때문이다. 다른 이물이 들어갔을 때 애써 가정의 도구로 제거하려 할 경우에 이물이 더욱 깊이 들어갈 수 있으므로 제거하려 하지 않도록 하고 병원으로 빠르게 이송한다.

7. 중독

독극물이란 신체에 해를 입힐 수 있는 물질을 말하며 중독이란 어떤 물질이 적은 양이라도 체내로 들어가 인체조직에 기능의 장애를 주는 것을 말한다.

대부분의 위험물질은 위에 있는 내용물이 소장으로 넘어가는 1시간 이내에 제거를 해야 하며 다른 처치를 하지 않고 즉시 병원으로 가야 한다. 의식이 있는 환자라면 언제, 어떤 종류를 얼마나 먹었는지의 정보를 최대한 수집하는 것이 중요하다.

1) 복용한 경우

- 환자의 자세를 좌측와위(왼쪽 옆구리로 엎드려 누운 자세)로 시행하여 약물이 십이지장으로 넘어가는 것을 최대한 지연시킨다. (위장내의 약물이 십이지장으로 넘어가는 것을 최대 2시간까지 지연시킬 수 있음)
- 약이나 식물에 중독되었을 때는 입으로 아무것도주지 않으면서 다른 처치에 우선하여 1339와 119에 도움을 요청한다.
- 구토를 유발하거나 독물을 중화시키기 위하여 날계란, 소금, 식초나 오렌지 주스를 먹이지 않는다.
- 손가락이나 다른 도구를 이용해서 구토를 유발시키지 않도록 한다.
- 의식이 없을 경우 경련을 일으키고 있을 때 생후 6개월 미만의 영아, 부식제(강산 또는 강알칼리), 세척액, 석유화학제품, 광택제는 구토를 유발해서는 안 된다.
- 환자가 의식이 없는 경우 입으로 아무것도 먹이지 말고 기본소생술 지침에 의해 응급처치를 실시한다.
- 신속히 병원으로 이송한다.

2) 흡인한 경우

- 즉시 신선한 공기가 있는 곳으로 환자를 옮기거나 문과 창을 활짝 열어 환기시킨다.
- 옷을 느슨하게 한다.
- 환자가 호흡이 곤란하거나 없으면 빨리 119와 1339에 도움을 요청한다.
- 호흡이 없으면 인공호흡을 실시한다.

3) 피부에 묻은 경우

- 오염된 옷은 모두 제거한다.
- 적어도 15~20분간 흐르는 물에 씻고 비누와 물로 조심스럽게 헹군다.
- 신속히 병원으로 이송한다.

4) 눈에 들어간 경우

- 콘택트 렌즈는 제거한다.
- 샤워기, 생수병, 물주전자로 노출된 눈의 위쪽 이마를 향해 15분 이상 분무(미간에서부터 흘러내리도록)한다. 양쪽 눈 모두 독물에 노출되었다면 샤워기를 양 눈의 사이를 향해 분무하고 세척하는 동안 눈을 깜박이는 것을 반복한다.
- 소아는 성인의 경우와 같은 방법으로 세척하되 눈동자 표면에 직접 물을 뿌리지 않도록 한다.
- 함부로 안약을 넣어서는 안 되며 반드시 안과 진찰을 받아야 한다.

8. 어지럼증

어지럼증은 공간감적 장애로 볼 수 있다. 즉 눈, 귀, 다시 말하면 시각, 평형각, 체성감각의 불일치 및 조정 통합의 문제로 느끼는 증세라고 할 수 있다. 보통 일상생활 속에서도 흔히 어지럼증을 경험하게 된다. 흔히 어지럼증을 호소하는 표현으로는 빈혈이 있다고 하지만 실제 빈혈로 인해서 어지러운 경우는 아주 드물다. 있어도 과도한 출혈로 인해서 급속히 빈혈이 발생할 때 나타날 수 있지만 일반적인 만성 빈혈의 경우는 어지럼증을 나타내지 않으므로 빈혈이 있다는 표현은 잘못된 표현이다. 어지럽다는 말은 주관적인 여러 상태를 표현하는 것으로, 현훈, 실신, 균형 이상은 의학적 표현이다. 현훈은 회전하는 느낌으로 묘사되는데 안진, 구역, 구토 등이 흔히 동반되며 대게 전정기관의 이상과 관련된 경우가 많다. 실신은 진땀, 구역, 일과적 양측성 시야소실 등이 동반되며 대게 심혈관계의 문제와 동반 되어 뇌혈류량의 급격한 감소에 의해 발생한다. 균형이상은 중추신경계의 신체의 균형감각과 관련 있는 고유감각계, 전정계, 소뇌계의 문제로 발생한다. 그러나 뚜렷한 원인 없이 막연한 정신적 문제와 동반되어서 어지러움을 호소하는 경우도 많다.

회전감이 동반되는 어지럼이나, 누울 때 보다 걸어 다니면 비틀거리는 경우 등의 자세한 어지럼증의 표현은 원인을 진단하는데 매우 중요한 소견이 된다. 실제 어지럼증은 검사 상에 이상을 확인하는 경우가 많지 않고, 검사 방법 역시 어렵고 다양하므로 검사는 진단을 통해 의심되는 이상을 확인하는 과정에 불과하고, 검사보다는 병력과 진찰을 통해서 어지럼증을 진단하게 된다.

1) 어지럼증의 예방

- 뇌졸중, 내과적 질환(만성 성인병의 혈압, 당뇨, 고지혈증)에 대한 위험인자를 확인하고 조절하는 것이 중요하다.
- 규칙적인 생활 및 수면 습관을 갖는다.

- 유산소 운동 및 수면 위생법 등을 통해 일정한 수면-각성 주기와 안정적인 항상성을 유지한다.
- 다시 재발할 위험성이 있는 어지럼증의 경우는 공간감에 대한 신경계 가소성을 높이는 운동을 통해 다시 발생해도 어지럼증을 약하게 느끼며 빨리 회복할 수 있도록 도와줄 수 있다.
- 음주, 흡연, 약물 복용에 주의를 요한다.
- 급격한 자세 변화, 급격한 머리 움직임, 과음, 커피, 과도한 염분 섭취, 스트레스, 불안, 너무 복잡한 곳은 피하고, 너무 위험한 작업은 피한다.
- 어지럼증을 극복하기 위한 평형기능 강화운동으로는 가벼운 체조, 고개운동, 배드민턴, 테니스 등이 좋고, 수영, 과격한 운동은 피하는 것이 좋다.

9. 발작

발작은 뇌세포들이 비정상적으로 자극을 받을 때 일어난다.

비운동성 발작이 의심이 되는 경우에 환자에게 필요한 응급처치는 없으며 병원으로 이송한다.

운동성 발작은 환자에게 전조증상이 보이면 환자가 넘어져 다치는 것을 방지하기 위하여 앉히거나 눕힌다. 주변에 사람들에게 자리에서 떠날 것을 요구한다. 옷을 느슨하게 해준다. 환자가 척추손상을 받지 않았을 것이 확실하면 옆으로 돌려 회복자세를 취해 준다. 물이나 음식을 주지 않는다. 경련을 멈추도록 하기 위해 환자를 억지로 붙잡지 않는다.

발작 후 대부분의 경련은 수분 이내에 종료된다. 그러나 경련을 다시 할 수 있기 때문에 필요한 준비를 해야 한다. 환자가 경련하는 동안 다친 곳은 없는지 살펴본다. 환자가 경련 후 수면을 지속할 수 있도록 한다.

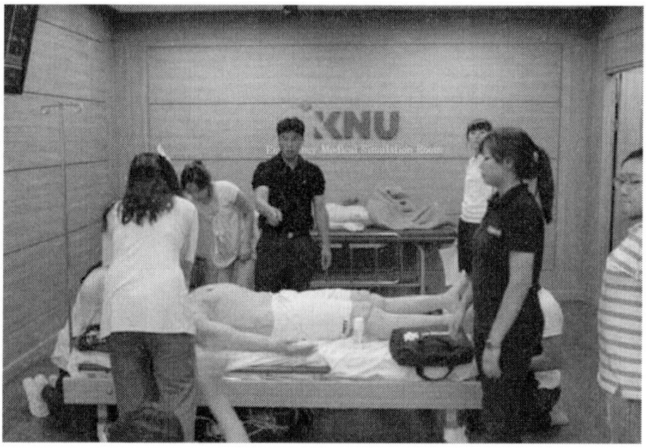

1) 발작환자에게 주의해야 할 일

경련하는 동안 환자의 손상을 막아야 하지만, 혀를 깨물지 못하도록 입 안에 금속 등의 단단하고 예리한 도구를 넣어서는 안 된다. 혼자의 치아 사이로 어떠한 물체도 끼우면 안 된다. 환자에게 먹을 거나 마실 것을 줘서는 안 된다.

10. 당뇨병

당뇨병은 혈중의 당을 조절하는 능력이 약화되어 에너지원으로서 당을 이용하지 못하게 되는 질병을 말한다. 당뇨가 있는 사람은 근본적으로 당뇨를 없애기는 어려우나 평소에 식사, 운동, 생활습관, 적절한 처치에 의해 문제없이 살아갈 수 있다. 그러나 평소에 혈당 조절을 게을리 했다든지 당뇨 자체가 심해져 응급상황을 맞이할 수도 있는데, 당뇨가 있는 환자는 당뇨성 혼수와 저혈당증이라는 두 가지 응급상황에 빠질 수 있다. 이는 하나는 혈당치가 높고 또 하나는 혈당치가 낮은 대비되는 상황이지만 실제로 둘 다 혼수상태로 발견되기 쉬우므로 혈당치를 측정하여 감별할 수 있다. 따라서 당뇨가 있는 분은 집 안에 혈당측정기를 갖고 있는 것이 좋으며 가족들에게도 혈당 측정법을 가르쳐주어야 한다.

인슐린이란 음식물을 몸 안에서 사용하는 에너지원인 혈당으로 만들고, 이를 사용하는데 역할을 하는 호르몬이다. 당뇨병이란 이러한 인슐린을 몸 안에서 필요한 만큼 생성해 내지 못하는 질환이다. 그래서 몸 안의 혈당을 조절하지 못하기 때문에 음식 조절이나, 여러 혈당 조 절 약제가 필요하다.

1) 당뇨환자의 응급 상황

고혈당에 의한 당뇨성 혼수는 실제 의학적으로는 케톤성, 비케톤성이라 하여 두 가지로 다시 구분되나 일반인이 쉽게 구별하기는 어렵고 그것보다는 빨리 발견하여 기도, 호흡을 제대로 유지하면서 이송하도록 하는 것이 더 중요하다.

당뇨병 환자의 응급상황은 혈당이 너무 낮거나 혹은 너무 높은 경우 모두 심한 경우 의식 소실 등의 심각한 증세를 유발할 수 있다. 그러나 이러한 저혈당, 혹은 고혈당을 조기에 발견 하면 이를 막을 수 있거나, 혹은 증세를 호전 시키는 것이 가능하다. 그러므로 식구나 주변 사람 중에 당뇨환자가 있는 경우, 저혈당 혹은 고혈당 증상에 대해 숙지하여 이를 초기에 발견하고 처치할 수 있도록 하는 것이 중요하다.

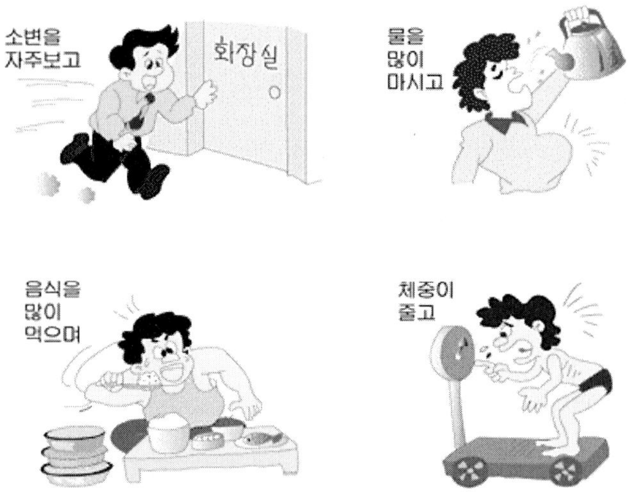
소변을
자주보고
화장실
물을
많이
마시고
음식을
많이
먹으며
체중이
줄고

그림 8-2. 당뇨병의 원인

(1) 저혈당 혹은 고혈당 발생원인

저혈당은 인슐린의 흡수도 변화, 활동량의 변화, 먹는 습관의 변화 등에 의하여 발생할 수 있다. 고혈당은 음식을 잘 먹지 않거나, 인슐린 주사 혹은 경구 혈당 강하제를 먹지 않거나, 몸에 세균 혹은 다른 원인의 감염이 발생할 경우 생길 수 있다.

① 당뇨에 대한 치료를 받지 않은 경우
② 과식, 식사조절을 하지 않은 경우
③ 인슐린 투여량이 심하게 적은 경우
④ 당뇨환자로 다른 질환이 발생한 경우

(2) 저혈당을 의심할 수 있는 증상

- 아래 기술된 증상들이 매우 갑작스럽게 발생한다.
- 균형을 잘 잡지 못하고 비틀거림
- 갑자기 화를 내거나 분노함
- 창백해짐
- 의식이 혼미해지거나 횡설수설을 함
- 갑자기 배가 고프다고 함
- 심하게 땀을 흘림
- 갑자기 떨림
- 두통 혹은 경련
- 울렁거림과 구토
- 심한 경우 의식 소실

2) 저혈당 환자에게 해야 할 응급처치

- 과일 주스나 캔디, 당분이든 음료수를 준다(다이어트 음료수는 당분을 함유하지 않은 경우가 많으므로 사용하지 않는다).
- 주스 등의 당분을 제공한 후 10분이 경과 후에도 증상이 남아 있는 경우 당분이든 음료수나 식품을 다시 제공한다.
- 15분이 지나도 증상의 회복이 없으면 응급실로 후송하는 것이 좋다.

3) 고혈당을 의심할 수 있는 증상

- 아래 증상들이 서서히 나타난다.
- 매우 목이 마름: 빈번하게 소변을 봄
- 입에서 숨 쉴 때 약간 달짝지근한 듯 한 이상한 냄새가 남
- 피곤하고 졸리며 힘이 없음
- 입맛이 없고 울렁거리고 토함, 복통
- 따뜻하고 충혈된 피부색
- 경련 혹은 의식소실

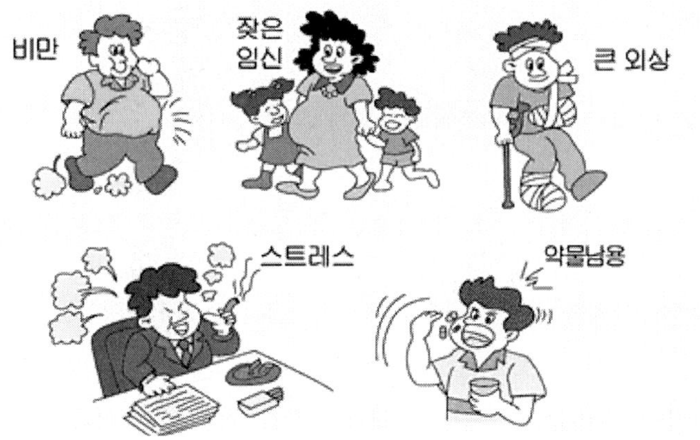

그림 8-3. 당뇨병의 원인

4) 고혈당 환자에서 해야 할 응급처치

환자가 인슐린이나 당뇨약(경구 혈당 강하제) 먹는 것을 잊어 버렸다면 이를 먹을 수 있게 도와준다.

- 환자에게 당이 없는 물을 먹인다.

- 이상의 처치에서 15분 이상 증세의 호전이 없는 경우 병원으로 이송한다.

5) 저혈당 인지 고혈당 인지 알 수 없는 경우에 해야 할 응급처치

(1) 의식이 없는 당뇨병 환자의 경우

- 소량의 각설탕을 혀 밑에 넣어 본다.
- 환자의 기도 유지, 호흡 유무, 맥박 유무를 확인한다.

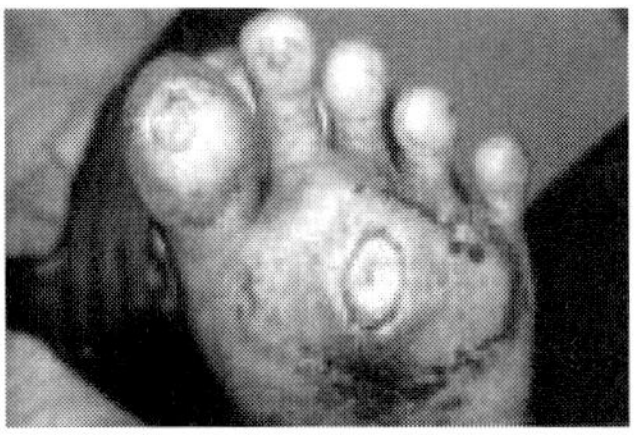

그림 8-4. 당뇨병의 증상

- 119 구급대에 신고한다.
- 환자의 쇼크 유발 방지를 위해 다리를 높이고 담요로 따뜻하게 해준다.
- 환자가 혹시 척추 손상이 있을 수 있으므로 환자를 옮기지 말아야 한다.

(2) 의식이 있는 당뇨병 환자의 경우

- 당이 들어있는 음식이나 물을 먹인다.
- 처치 후 15분 이상 증세의 호전이 없는 경우 병원으로 이송한다.

제9장

신경계 응급처치

제9장. 신경계 응급처치

신경계는 사고, 기억, 판단, 감각, 운동, 인지, 대화, 행동과 인격을 관장하는 중추로써 의 변화를 수용하고 해석하고 반응해 신체와 정신을 통합하고 조절한다. 즉, 신체 내, 외부에서 일어나는 여러 자극을 받아들이고 지각, 감각, 운동, 정신작용으로 자극에 적절하게 반응 함 으로써 신체 여러 체계의 기능에 직접적인 영향을 미친다.

신경계의 다양한 장애는 즉각적으로 생명을 위협할 뿐만 아니라, 급성기 이후에도 신경학적 결손과 같은 심각한 합병증을 일으켜 정서, 심리적 변화와 사회 경제적 문제를 야기한다.

1. 신경계통

신경계(Nervous system)은 내부 및 외부 환경의 변화를 감시하고, 감각 정보를 통합하며, 인체의 여러 계통에서 일어나는 수의반응 및 불수의반응을 조절한다. 이 모든 기능을 수행하는 세포는 neuron(신경세포, 신경원)이며, 신경아세포라 총칭하는 다양한 세포들이 신경세포의 작용을 돕고 보호한다.

신경계통은 구조를 기준으로 크게 두 부분으로 나뉜다. 뇌와 척수로 구성된 중추신경계통(CNS: central nervous system)는 감각정보를 처리하고 운동명령을 전달하며 이를 통합하고 조정한다. 중추신경계통은 그 밖에 지능, 기억, 감정 등과 같은 고등기능이 일어나는 곳이기도 하다. 중추신경계통과 그 밖의 신체(근육, 피부, 내장 등) 사이의 정보 교환은 모드 말초신경계통(PNS: peripheral nervous system)을 통해 이루어진다. 말초신경계통은 중추신경계통 밖에 존재하는 신경조직을 망라한다.

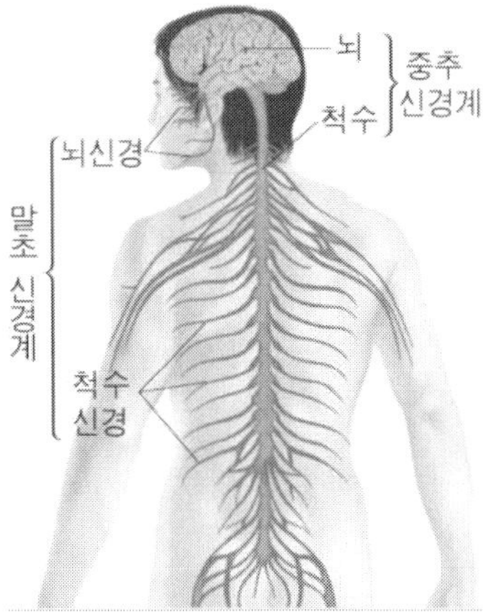

그림 9-1. 신경계

두 신경계통의 기능적 상관관계는 위의 그림과 같다. 신경계통 바깥에서 시작된 정보는 수용기에 감지된다. 이 정보는 말초신경계통 중 들신경, 구심신경을 통해 중추신경계통으로 전달된 후 이곳에서 처리된다. 그 다음 중추신경계통은 말초신경계통 중 날신경, 원심신경을 통해 효과기에 운동명령을 전달한다. 효과기의 예로는 골격근, 민무늬근, 심장근, 분비샘 등이 있다. 말초신경계통 중 날신경 부분은 다시 체성신경계(SNS: somatic nervous system)와 자율신경계통(ANS: autonomic nervous system)으로 나뉜다. 체성신경계는 골격근의 수축을 조절하며, 자율신경계통은 불수의조직(민무늬근, 심장근,

분비샘)의 자율적 작용을 조절한다. 내장운동신경계통이라고도 불리는 자율신경계통은 교감신경계통(sympathetic division)과 부교감신경계통(parasympathetic division)으로 나뉜다. 교감신경계통과 부교감신경계통은 서로 반대 작용을 하는 것이 일반적이다. 예를 들어 교감신경이 작용하면 심장 박동이 빨라지지만 부교감신경이 작용하면 심장박동이 느려진다.

2. 경추손상

경추손상의 원인 중 교통사고에 의한 발생빈도가 제일 높으며, 교통사고 부상 중에서도 하지 다음으로 두부가 가장 많다. 교통사고의 사망의 경우 두부손상이 75~80%로 절대적으로 많다. 즉 두부외상은 사망률이 높고, 응급치료를 요하며, 치료 후에도 후유장애가 다발하기 때문에 그 중요성이 강조된다.

1) 손상방법

1차손상은 두개골절, 뇌혈관손상, 뇌좌상 등의 일차적인 충격에 의해 발생하는 부상을 말한다.

2차손상은 1차손상에 의해 부가 발생하는 부상으로 두개내혈종, 뇌부종, 두개내압항진 등이 이에 속한다.

2) 해부학적 위치에 의한 분류

두피손상, 두개골골절, 두개강내출혈, 뇌실질손상(뇌실질내출혈, 뇌부종, 뇌좌상), 뇌신경손상, 뇌진탕두부손상 등이 있다.

3) 두부외상의 발생기전

두부외상은 관성효과에 의해 손상을 받는다. 같은 세기의 힘인 경우, 뒤에서 앞으로 가해진 힘이 옆으로 가해진 힘보다 약하다. 두부가 충격을 받을 때 뇌는 충격공동화를 나타내고, 충격을 받은 반대쪽 내면의 뇌는 음압이 생기면서 반충공동화가 나타난다. 두부의 충격으로 뇌신경 중 후각신경과 시신경이 파열 또는 단절될 수 있다. 두부손상으로 뇌압 상승시 볼 수 있는 증상은 호흡이 느려지고, 서맥, 혈압상승을 동반한다. 두개강 내에서 정상 뇌압을 유지하게 해주는 세 가지 구조물은 뇌실질, 뇌척수액, 혈액 등이다.

뇌부종 뇌의 병변에 의해 뇌 모세혈관의 투과성이 항진하여 수분이 증가되어 그 결과 뇌의 용적 전체가 증가되는 것이다.

뇌진탕 발생 시 뇌실질의 손상은 없고, 두통, 구통, 의식상실과 혈압상승 등의 증상이 있다. 역행성 기억상실증을 보이는 경우가 많다. 두개강 내에서 뇌가 흔들려 일시적으로 뇌의 모든 기능이 중단하였다가 몇 분 내로 완전히 회복되고 경한 뇌손상이다. 뇌좌상: 뇌조직의 괴사, 뇌실질내의 출혈, 뇌부종, 두개강내압이 상승하여 의식상실이 수 분 이상 지속되고 때로는 수시간, 수일간 혼수상태에 빠지는 중증도의 뇌손상임. 두부외상 중 가장 중한 손상이다. 뇌좌상의 가장 흔한 발생부위는 측두엽. 급성의 두개강내압 상승환자에게 나타나는 증후는 극심한 두통, 뇌신경마비, 혼수 및 호흡장애 및 혈압상승이다.

시신경(제2신경) 마비가 되면 시력장애, 시야변형, 시야상실, 실명 등의 후유증이 발생한다.

또 동안신경, 활차신경, 외전신경의 손상은 안근이 마비되어 복시, 사시 등의 안구운동장애가 발생하며 동안신경 마비시 안검이 들리지 않거나 동공괄약근의 마비가 되어, 대광반사가 되지 않는다.

안면(얼굴) 신경마비의 증상은 수 시간 또는 수일 내에 나타나며, 완전마비 또는 부분마비로 나타난다. 대개 한쪽에만 증상이 나타나는 편측성이고, 얼굴의 이상감각이나 얼굴의 비뚤어짐으로 나타나는 경우가 많다. 이마에 주름을 잡을 수 없고, 눈이 감기지 않으며, 마비된 쪽의 입이 늘어지고, 물을 마시거나 음식을 먹을 때 마비된 쪽으로 새어 나오게 된다. 간혹 마비된 쪽에 신경통과 같은 통증이 있는 경우도 있다. 안면신경마비에 걸리게 되면 귀에서 잡음이나 이상한 소리가 들리기 시작하고, 시야가 흐려지며 눈을 제대로 감을 수가 없고 또 맛을 느낄 수 없는 혀마비. 그리고 어린이경우 에는 귀에 빨갛게 물집이 잡히기 시작한다.이게 바로 안면신경마비의 초기 증상이다.

4) 두부 손상의 생체 역학

A: 두개골의 변형이 가해지면 긴장도가 가장 심하면서 취약한 곳을 따라 골조직의 기계적 손상이 생긴다.

B: 둔기로 가격할 경우 접촉부는 내부로 그 주위는 외부로 두개골이 변형되었다가 다시 복원되는 운동이 반복된다. 이 때 인근 뇌조직에 양압, 음압이 발생하여 뇌손상을 가한다.

C: 충격파도 전달된다.

D: 작은 물체로 가격할 경우는 주로 국소성 손상이 발생한다.

E: 내부로 변형된 두개골은 내관(Inner table)에 긴장이 심하여 이 곳부터 골절이 시작된다.

F: 혈관에 긴장성 압박이 가해지면 파열되거나 일부 손상에 의하여 폐쇄될 수 있다.

G: 두개골과 뇌의 가속효과가 달라서 가격한 반대부위에서는 음압이 형성되어 혈종 또는 좌상을 유발한다.

H와 I: 각 운동을 하는 물체는 그 자체 내(뇌조직)에서도 압력이 발생한다.

5) 손상에 따른 영향

(1) 뇌 진탕

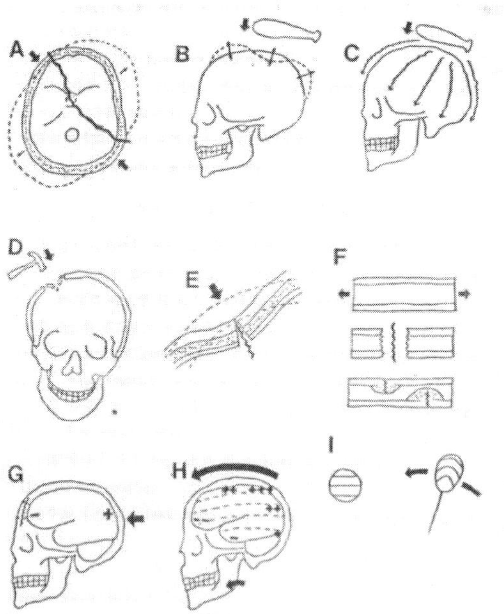

그림 9-2. 뇌진탕

두부 넓은 면에 외력이 작용하였다가 잠시 의식 상실 수초내지 단시간 내에 의식회복

기질적 변화 :없음 , 후유증 : 없음 가역적 손상

(2) **뇌 좌상**

충격이나 압박에 의해 뇌조직내 기질적 손상(전두엽 측두엽 호발) CT상 혈종 보다는 작은 반점상 출혈 고밀도 음영 소금에 후춧가루가 섞인 모양

(3) **뇌부종**

뇌의 병변에 의해 뇌 모세혈관의 투과성 항진 그 결과 뇌용적 전체증가

뇌종창: 뇌 모세혈관 확장 뇌용적이 불어남

(4) **미만성 축색 손상**

혼수의 시간이 6시간이상 지속되고 CT상 혼수가 될 만한 공간점유성병소가 없음에도 외상직후부터 장기간 혼수 인 상태

(5) **경막외(상)혈종(출혈)**

혈관을 횡단하는 선상골절 수반됨, 동맥출혈이므로 짧은 시간에 대량출혈 뇌압이 급속히 상승 응급 개두술 시행 ,주로 측두골의 중경막 동맥 손상, 뇌 CT상 볼록렌즈모양 고밀도 음영

(6) 급/만성 경막하 혈종

경막과 지주막 사이에 교정맥 파열 출혈로 인한 혈종으로 뇌압은 서서히 상승함.

① 급성 경막하 혈종 : 수상 후 3일 이내, 경막외혈종 보다 뇌손상 심하며 광범위한 뇌부종 동반 예후 나쁨, 뇌 CT상 초생달모양 음영 사망률 50% 이상 후유장해 잔존만성: 수상후 3주 이후

② 만성 경막하 혈종 : 수상 후 3주 이후, 혈종이 형성된 후 경막과 혈종사이에 외막형성 내측과 지주막 사이에 내막형성

CT촬영시 반드시 조영제 주사 후 혈종피막의 조영증가 확인

(7) 지주막하 출혈

지주막 수종 원인 지주막 열상 수막이나 두개골 감염에 의한 경막하 삼출 교통성 뇌수종때 뇌저수조에서 지주막이 파열된 것이다.

외과적 치료 불필요 보존적 치료 2~3주

(8) 뇌실질내 혈종

뇌실질에 주로 발생 처음부터 고도의 의식장해

수상 후 3주이내 혈종이 생기는 것을 지혈성 뇌실질내 혈종이라함

(9) 경막하 수종

경막하 강에 무색, 황색 또는 혈액성 척수액이 고여 있는 상태 지주막 파열로 경막하부에 척수액이 유입된 것

(10) 후각 장애

① 전도성 후각장애

콧속에서 냄새를 맡는 후각점막이나 신경계는 정상이나 공기흐름의 차단으로 냄새를 느끼는 신경까지 공기가 도달하지 못하여 발생하는 경우로 원인질환의 치료로 회복될 수 있습니다

② 감각신경성 후각 장애

냄새를 맡는 점막의 손상이나 냄새를 맡는 후각신경계의 손상으로 인하여 발생하는 후각 장애로 비가역적(치료가 불가능)이다

두부외상을 받은 환자의 약 5~10% 가 냄새를 못 맡는 후각장애를 호소. 두부 손상에 의한 후각신경의 장애

후각 장애에는 후각감퇴, 후각 장애, 후각소실, 후각과민, 착후각, 환상후각 등이 있다

후각감퇴는 후각의 부분적 소실로서 냄새를 잘 맡지 못하는 경우를 말하며, 후각소실은 후각의 완전 소실로서 전혀 냄새를 맡지 못하는 경우를 말한다. 후각과민은 주위의 냄새에 과민반응을 나타내는 경우를 말하며 주로 신경과민 ,신경쇠약, 임신이나 월경 시 이상흥분 및 뇌속 냄새를 관장하는 부분의 자극이나 전두엽의 종양 등에서 나타난다 착후각은 냄새를 전혀 다르게 느끼는 것을 말하며 주로 악취를 많이 느끼며 축농증이나 위축성비염 등에서 나타난다

환상후각은 냄새나는 물질이 전혀 없는데도 강한 냄새나 구린 냄새를 호소하는 것으로 정신분열증, 강박관념, 히스테리, 약물중독증 환자에게서 볼 수 있다.

6) 처치

- 일반요법: 안대를 사용하여 눈을 보호하고, 물리요법으로 마비된 근육에 대하여 마사지를 한다.
- 약물요법: 스테로이드제 및 항바이러스제제를 사용하여 안면신경손상부위의 염증반응과 부종을 감소시킨다. 가능하면 발병 후 즉시, 또는 늦어도 4일 안에 치료를 시작해야 한다.
- 수술요법: 벨 마비 및 람세이헌트증후군에서 안면마비의 정도가 급격히 나빠져서 검사 상 심한 상태가 되면 발병 후 7일 내에 외과적으로 안면신경 감압술을 시행하는 것이 예후가 좋다. 얼굴의 외상이나 종양수술 후유증으로 안면신경이 단순히 절단된 경우에는 안면신경근육의 쇠약이 심해지기 전에 신경을 이어주면 대부분의 경우 결과가 좋아진다. 이때 신경과 신경의 두 끝의 거리가 먼 경우에는 신경이식술을 이용한다. 신경의 마비로 인해 근육이 차차 쇠퇴하고, 2년 이상 경과하여 근육이 소실되면 수술이 복잡해지며 효과도 불완전하다.

3. 척수손상

1) 정의

뇌와 척수신경의 신경자극 차단을 초래하는 척수의 압박 (compression) 혹은 탈구 (dislocation)에 의해 손상 이하의 상, 하지가 부분적 또는 완전히 마비되며, 경직성 마비 와 감각의 손실 등이 온다.

사지마비는 경추의 손상에 따라 체간(trunk)과 사지(limbs)가 마비되는 것이며, 하지마비는 T10 이하의 척수손상으로 하지의 운동과 감각기능이 상실되는 것을 말한다.

2) 척추(Vertebra) & 척수 (Spinal cord)

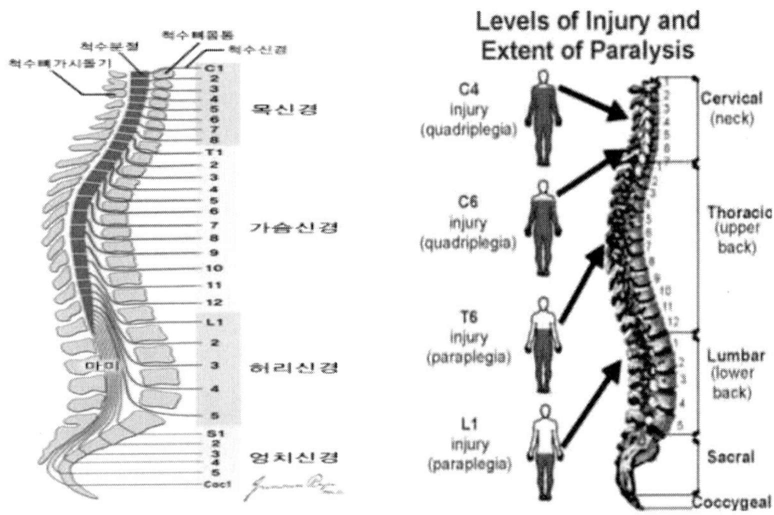

그림 9-3. 척수(Vertebra) & 척수(Spinal cord)

척추는 우리 몸의 기본 형태를 이루는 중요한 골격으로 모두 33개의 척추뼈로 구성된다. 목을 이루는 목뼈(경추)가 7개, 등뼈(흉추)가 12개, 허리뼈(요추)가 5개로 되어있으며, 그 밑으로는 골반을 이루는 엉치뼈(천추) 5개와 꼬리뼈(미추) 4개가 있다. 이들 개개의 척추는 서로 맞물려 뒷부분에 척추관(Spinal cannal)을 형성하며, 그 속에 뇌에서부터 내려오는 중요한 중추신경인 척수를 보호하고 있다.

즉 척추는 뼈이며 척수는 신경인 셈이다. 척수는 신체와 뇌사이의 주요 정보 전달통로로 척수손상으로 전달통로가 끊어지게 되면 뇌에서 신체 말초부위까지 운동신호가 전달되지 못하고 신체 말초부위에서 뇌로 올라오는 감각신호도 전달되지 못하게 되며 척수는 중추신경으로 한번 파괴되면 다시 재생되지 않는다.

척주의 길이가 약 70cm인 반면, 척수의 길이는 43cm, 척주관의 위쪽 2/3정도만을 차지하고 있다. 척수의 두께는 부위마다 차이가 있지만 약 1~1.5cm 정도로 새끼손가락 굵기 정도이다. 척수와 척주의 위치 관계를 보자면, 발생 초기에는 신경이 수평으로 척추사이구멍(intervertebral foramen)을 지나게 된다. 그러나 3개월째 척주와 경질막(dura mater)은 척수보다 빨리 자라게 되고, 척수의 상단이 뇌에 단단히 고정되어 있기 때문에 척추사이구멍을 지나게 된다. 결과적으로, 6개월째에는 척수 꼬리쪽 끝은 원추모양을 하고 있는 척수원뿔 이 첫째 엉치뼈의 높이에, 신생아는 둘째 혹은 셋째 허리뼈 높이에, 성인은 첫째 허리뼈의 아래 경계에 위치하게 된다. 임상적으로 척수의 분절과 척추의 위치관계는 중요할 때가 있다. 위목신경 뿌리들은 거의 수평하게 위치하므로 척수분절의 높이와 척추의 높이가 비슷하다.

3) 척수의 기능(Spinal cord function)

발생원은 외상(70%) 중 교통사고, 추락사고, 스포츠사고(다이빙, 수상스키, 체조), 총기 및 흉기사고 등이다. 질병(30%)은 종양, 횡척수염, 추간판 파열, 척추결핵, 다발성 경화증 등이다.

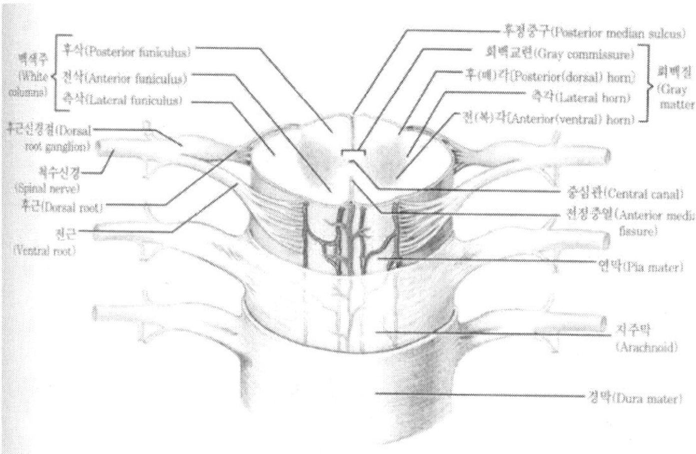

그림 9-4. 수막이 싸고 있는 척수의 일반적 구조

4) 주요증상

척수손상을 당하는 손상부위 이하의 감각신경, 운동신경 외에 방광과 대장기능을 조절하는 자율신경의 기능을 상실하게 되며 다양한 임상증상을 보이게 된다.

5) 척수손상의 신경학적 분류

사지마비 (tetraplegia, quadriplegia) : 목(경추)부분의 척수가 손상되는 것으로 상지, 몸통, 하지의 운동 또는 감각기능이 단독 또는 함께 소실될 뿐 아니라 방광, 대장 및 성 기능까지도 상실된 상태다.

하지마비 (paraplegia) : 등뼈 이하(흉추, 요추) 부위에서 척수가 손상되는 것으로 척추원뿔 및 말총을 포함한다. 이때는 몸통과 하지의 마비와 방광, 대장, 성 기능들의 장애가 있게 된다.

6) 신경학적 기능수준 (neurological level)에 따른 분류

신경학적 기능수준이란 환자의 좌우 양측에 정상적인 감각과 운동기능을 유지하는 척수의 가장 아랫단의 분절을 지칭하며, 환자가 일상생활에서 스스로 기능적으로 어떤 동작을 수행할 수 있는지를 알려주는 유용한 분류법이다. 감각과 운동수준은 종종 한 환자에서도 오른쪽, 왼쪽에 따라 다를 수 있으며, 몸의 한쪽에서도 서로 다를 수 있다. 신경학적 손상 수준을 알아보기 위한 주요 근육은 아래 표와 같으며 임상적인 척수손상 환자의 기능수준을 가늠하고 진단에 사용되기 때문에 반드시 숙지해야 한다.

표 9-1. 신경학적 기능수준(neurological level)에 따른 분류

운동수준 Motor Level	주요 근육 key Muscles
C1-C4	감각 레벨
C5	위팔두갈래근(biceps), 위팔근(brachialis)
C6	긴/짧은 노쪽손목폄근 (extensor carpi radialis longus / brevis)
C7	위팔세갈래근(triceps)
C8	깊은손가락굽힘근-가운데손가락 (flexor digitorum profundus - middle finger)
T1	새끼벌림근(abductor digiti minimi)
T2-L1	감각레벨
L2	엉덩허리근(iliopsoas)
L3	넙다리네갈래근(quadriceps)
L4	앞정강근(tibialis anterior)
L5	긴엄지폄근(extensor hallucis longus)
S1	장딴지근(gastrocnemius), 가자미근(soleus)
S2-S5	감각레벨

7) 완전 손상/ 불안전 손상

▣ 완전 척수손상이란 손상된 척수 분절이하로 감각 및 운동 기능을 모두 상실한 것으로 항문을 수축할 수 없고 항문의 점막피부 접합부에 촉각이나 아픔을 느낄 수 없는 등 최하위 천수분절(S2-S4)의 기능을 상실한 경우이다.

▣ 만약 이 중 한 가지라도 남아 있으면 불완전 척수손상으로 구분된다. 불완전 척수손상은 중심척수 증후군, 브라운-씨쿼드 증후군, 전방척수 증후군, 후방척수 증후군, 마미총 증후군 등의 5가지의 임상형태를 보인다.

8) 미국 척수손상협회 (American Spinal Injury Association: ASIA)에 의한 분류

프랑켈(Frankel) 손상 척도로 손상의 정도에 따라 A에서 E까지 5가지로 분류

표 9-2. 미국척수손상협회의 수정된 프랑켈 분류〉

A	Complete (완전손상)	운동과 감각 기능이 천골분절 S4-S5에 존재하지 않음
B	Incomplete (불완전손상)	운동기능을 제외한 감각기능이 손상분절 이하에 존재하고 천고분절 S4-S5에 널게 퍼져있음
C	Incomplete (불완전손상)	운동기능이 손상분절 이하에 존재하고 손상분절 이하 key Muscle의 대부분이 등급 3보다 적은 근력을 가지고 있음〈근력은 있으나 기능을 할 수 없다는 의미〉
D	Incomplete (불완전손상)	운동기능이 손상분절 이하에 존재하고 손상분절 이하 key Muscle의 대부분이 등급 3보다 큰 근력을 가지고 있음〈기능을 할 수 있는 근력이 있다는 의미〉
E	Normal	운동과 감각 기능이 정상

9) 임상적증후군(clinical syndromes)

(1) 중심척수 증후군(central cord syndrome)
(2) 브라운-씨쿼드 (Brown Sequard) 증후군
(3) 전방척수 증후군 (anterior cord syndrome)
(4) 후방척수 증후군(posterior cord syndrome)
(5) 마미총 증후군(말총 층후군 : Cauda equina syndrome)

10) 척수 쇼크(spinal shock)

외상을 받아 척수신경계가 정신을 잃는 상태로 외상후 일정기간은 완전마비 상태로 있다가 점차적으로 회복되는 것을 말한다. 대체로 1개월 정도는 완전마비 상태로 있으며 그 이후에 점차로 회복된다. 특징은 다음과 같다.

① 손상 후 24시간-6주까지
② 손상 수준 이하의 반사활동이 중단된 무 반사
③ 방광과 대장은 무 긴장, 이완
④ 심부 건반사(Deep tendon reflex,DTR) 감소, 교감 신경계(sympathetic nerve) 기능 방해
⑤ 손상 수준 이하의 혈관 수축 감소, 저혈압, 심박동수 감소

11) 사고 현장에서의 처치

사고 현장에서 받는 응급 처치는 매우 중요하다. 오늘날 구급차 서비스에는 환자의 외상과 상태를 파악하고 대처할 수 있는 고도의 훈련을 받은 구급대원들이 있다. 기도에 관을 삽입해 호흡을 유지하

고 심각한 외부 출혈을 막으며 임박한 위험의 제거가 최우선이지만, 구급 대원들은 심한 외상을 입은 환자의 척추 또는 척수 손상 여부와 의식이 있는지 여부를 판단하기 위해 응급 처치 훈련을 받는다. 따라서 구급 대원들은 손상을 입은 사람을 옮길 때 환자의 목과 등을 받쳐줄 조치를 취하게 될 것이다. 이 조치는 골절된 뼈들이 척수에 더 손상을 주지 않도록 이들을 움직이지 못하게 하는 척추 보호 받침판을 사용하는 것과 관련이 있다.

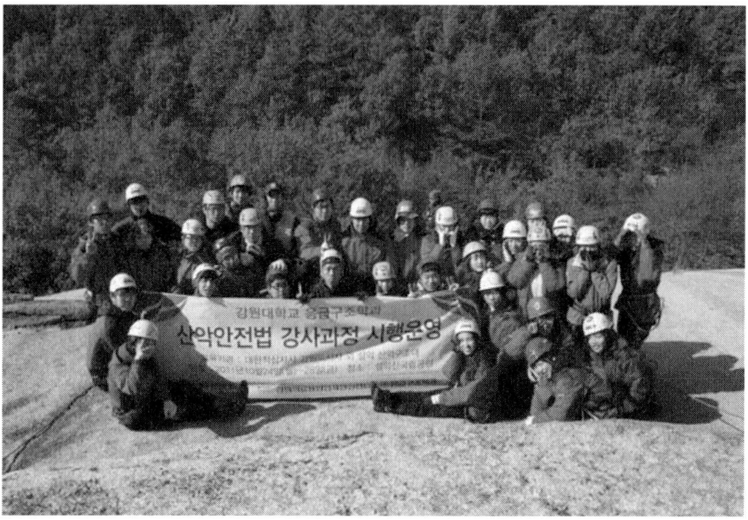

제10장

근골격계 응급처치

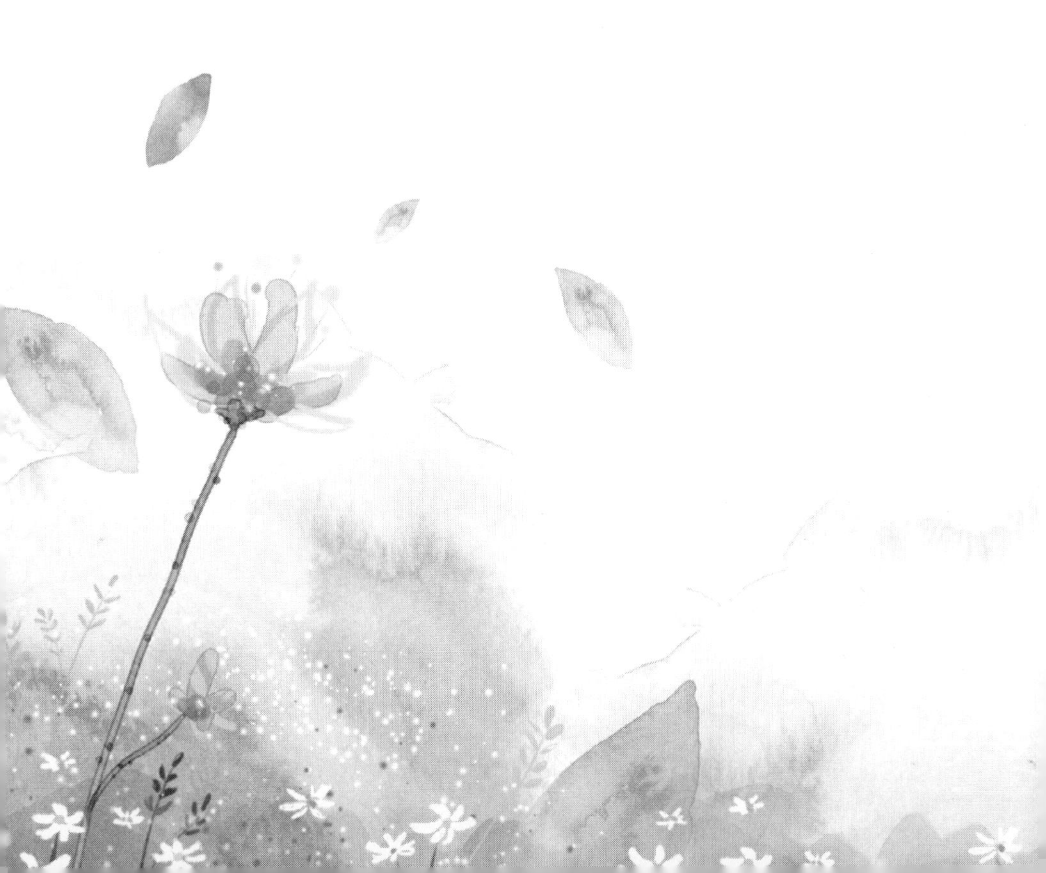

제10장. 근골격계 응급처치

골격은 체간골격과 체지골격이 있다. 관절, 연골, 인대를 포함한다. 뼈는 신체 조직의 내부 골격을 이루며 성장, 적응, 재생이 이루어지는 조직이다.

뼈는 총 206개로 두개골, 척추, 흉곽과 같이 축을 이루는 뼈가 80개이고, 상하지, 어깨, 골반을 구성하는 부속 뼈가 126개이다.

1. 뼈의 기능

1) 지지

뼈는 인체의 철골 구조 또는 견고한 콘크리트로서 모든 기관을 지지하고 고정시키는 내부의 뼈대이다. 다리뼈는 사람이 서 있을 때 몸통을 지지하는 기둥 역할을 하고 늑골은 흉벽을 지지한다.

2) 보호

뼈는 신체 기관을 보호한다.

두개골은 뇌를 둘러싸고 있어 축구공을 헤딩 할 때도 뇌의 손상을 염려하지 않아도 된다. 또한 척추는 척수를 둘러싸고 흉곽은 흉부의 중요한 기관들을 보호한다.

3) 운동

건에 의해 뼈에 부착된 골격근은 뼈를 지렛대로 이용하여 인체를 움직이게 하는 중요한 역할을 한다.

4) 저장

뼈의 내강에는 지방이 저장되어 있다. 뼈 그 자체는 무기질의 저장창고이다. 가장 중요한 무기질은 칼슘과 인이며 다른 무기질도 저장하고 있다. 소량의 칼슘이 이온형태로 혈액 속에 존재하여 신경계의 정보전달, 근수축, 혈액응고에 관여 한다. 칼슘의 대부분은 칼슘염으로 뼛속에 저장되어 있어 인체의 필요에 따라 호르몬에 의해서 뼈와 혈액의 칼슘 이동이 조절된다.

5) 조혈

뼈의 골수강 내에서는 혈구 형성 또는 조혈이 일어난다.

성인의 혈액세포는 두개골, 척추, 늑골, 흉골, 어깨와 골반에 있는 골수에서 만들어 진다. 골수는 붉은 골수와 황색골수 두가지 형태로 되어 있다. 황색골수는 장골의 골간에서 발견되고 하버시안계까지 뻗어 있으며, 황색 세포로 구성된 결합조직이다. 붉은 골수는 해면골 속에 있으며, 주로 편평골에서 발견된다.

근육은 중배엽의 줄기세포에서 발현되는 조직이다. 근육세포는 근섬유로 구성되어 있는데, 이는 서로 움직이고 세포의 크기를 변하도록 하여 수축을 유발한다. 근육은 골격근육, 심장근육, 내장근육으로 구분되어 있는데, 각각의 위치에서 힘을 만들어 내고 움직임을 유발하는 기능을 한다.

심장근육과 내장근육은 수축을 조절할 수 없는 불수의근으로, 심장이 수축하여 혈액을 순환하도록 하고 소화기관이 연동운동을 통해 음식물을 이동하도록 하는 등의 생명활동에 꼭 필요한 근육이다. 골격근육은 수의근으로 안구를 움직이고 허벅지 근육을 수축하는 등 몸을 미세하게 조절하고 움직이도록 하는 역할을 한다. 수의근에는 빠르게 수축하는 근섬유(빠른연축근섬유, 속근섬유)와 느리게 수축하는 근섬유(느린연축근섬유, 지근섬유) 두 가지가 존재한다. 느리게 수축하는 근섬유는 지구력이 좋아 오랫동안 수축을 유지할 수 있지만 큰 힘을 낼 수 없고 빠르게 수축하는 근섬유는 쉽게 피로해 지지만 빠르고 힘 있게 수축할 수 있는 특징을 가지고 있다.

근육은 탄수화물과 지방을 태워 힘을 만들어 내지만, 빠르게 수축하는 섬유는 무산소 반응을 이용해 힘을 얻기도 한다. 이런 화학적 반응은 마이오신(근단백질을 이루는 주요 성분)의 머리를 움직이는 힘이 되는 아데노신 3인산(ATP) 성분에 의해서 발생하게 된다. 신체 내에서 움직임이 가능한 모든 부분에 위치한다.

2. 상처

1) 지혈

- 피부 열상이 발생하면 가장 먼저 해야 할 응급처치는 지혈이다. 깨끗한 수건이나 거즈를 이용하여 직접 압박법으로 지혈하는 것이 가장 좋다.

- 지혈을 목적으로 상처에 분말형 약제나 연고(후시딘과 마데카솔 포함), 또는 기타 물질들 을 바르거나 뿌리는 것은 절대 금기이다.

2) 창상 세척

- 지혈이 되고 나면 흐르는 수돗물에 상처를 씻어 상처에 묻어 있는 흙이나 기타 오염물질 들을 최소화해야 한다. 입으로 상처를 빨아내는 것은 권장할 만한 방법이 아니다. 왜냐하면 입 안에는 세균이 너무 많아 오히려 상처의 감염 위험성을 높이기 때문이다.
- 수돗물이 없을 경우에는 판매하는 음료수를 사용하면 된다. 알코올을 함유한 술 종류도 무방한데, 심한 통증을 유발할 수 있다.
- 적절한 세척액을 구할 수 없으면, 그냥 깨끗하고 마른 수건으로 덮고 병원으로 간다.

3) 변연절제술

- 병원에 가면 조직 파괴가 너무 심하여 봉합 후에 살아나지 않을 것처럼 판단되는 피부 조각이나 이미 죽은 피부 조각을 절제해 내는데, 이것을 변연절제술이라고 한다.
- 피부에 여유분이 있는 부위에서는, 필요할 경우 적절한 변연절제술을 하면 상처도 자연스럽게 치유되고 봉합 후 합병증 발생률도 최소화 할 수 있다.
- 단, 환자나 보호자가 사고 현장에서 떨어져 나온 조직 조각을

선불리 이미 죽은 조직으로 생각하여 버려서는 안 된다. 반드시 병원으로 환자와 함께 가져가서 의사의 판단을 받는 것이 좋다.

4) 봉합술

- 피부 열상은 봉합술을 시행해야 한다. 봉합술은 일찍 할수록 치료 결과가 더 좋으므로 지연시켜서는 안 된다.
- 봉합술은 반드시 병원에 가서 소독된 기구와 물품을 사용하여 자격을 갖춘 사람에게 받아야 한다.

5) 절단 부위 보존법

떨어져 나온 피부 조직이나 손가락은 재접합을 위하여 환자와 함께 병원으로 가져가야 한다.

아주 짧은 거리가 아니라면 일단 냉장 상태로 보관하여 가져가면 좋다. 병원에 30분 내에 도착하더라도 이 조직이나 손가락을 재접합 하는데 까지 걸리는 시간은 짧게는 2~3시간에서 길게는 6시간 이상 소요되기 때문에 처음부터 냉장을 시도해야 조직 손상을 최소화할 수 있다.

① 떨어진 신체 부분을 생리식염수로 가볍게 세척하고 난 후, 생리식염수로 적신 소독된 거즈로 감싼다(물론 현장에서 생리식염수를 구할 수 없으면 이 과정은 생략할 수밖에 없다).

② 거즈로 감싼 신체 부분을 뚫어지지 않은 비닐봉지에 담거나 랩으로 단단히 밀봉한다. 물이 새어 들어가면 조직이 물에 불어서 재접합할 수 없어진다.

③ 더 큰 용기에 물을 충분히 담고, 얼음을 여러 개 띄워 차갑게 만든다. 절대로 얼음이 물 보다 많게 해서는 안 된다. 얼음이 너무 많거나 물이 없으면 조직이 직접 얼음에 닿으면서 동결되게 되어 재접합이 어려워진다.

④ 신체 부분을 담은 비닐봉지를 이 얼음을 띄운 용기에 넣어서 보관하면 된다.

3. 출혈

1) 외부 출혈의 지혈

가장 손쉬우면서도 효과적인 지혈법은 직접 압박법이다. 팔다리 외부 출혈의 경우에, 직접 압박법으로 안 되면 지혈점 압박법을 시도하고, 그래도 안 되면 최후의 수단으로 지혈대 사용법을 시행할 수 있다. 몸통 외부 출혈의 경우에는 지혈점 압박법이나 지혈대 사용법을 사용할 수 없다.

(1) 직접 압박법

- 피가 흐르는 부위에 깨끗한 거즈나 수건을 대고 지그시 압박하는 방법이다. 정맥성 출혈에 비하여 동맥성 출혈은 더 강한 압박이 필요할 수 있다. 그러나 불필요하게 강하게 압박하면 주변 연부조직을 손상시킬 수 있으며, 치료자의 피로감이 더하여 오래 압박을 유지할 수 없으므로 주의해야 한다.
- 팔다리 손상의 경우, 손상 부위를 압박하면서 심장보다 더 높이

들어 올려주면 지혈에 더 도움이 된다.

- 압박 붕대가 준비되어 있을 경우에, 압박 부위에 두껍게 거즈를 대고, 그 위를 압박 붕대로 감아 압박을 유지할 수도 있다. 이렇게 하면 치료자의 손이 자유로워져 다른 처치를 할 수 있어서 편리하겠지만, 손으로 직접 누르는 것보다는 압박 효과가 떨어질 가능성이 있다.

(2) 지혈점 압박법(간접압박법)

- 팔다리 출혈이 직접 압박법으로 충분한 지혈이 되지 않을 때 사용할 수 있다. 그 팔다리에 혈액을 공급하는 동맥을 압박하여 혈액 공급을 차단함으로써 출혈을 감소시키려는 시도이다.

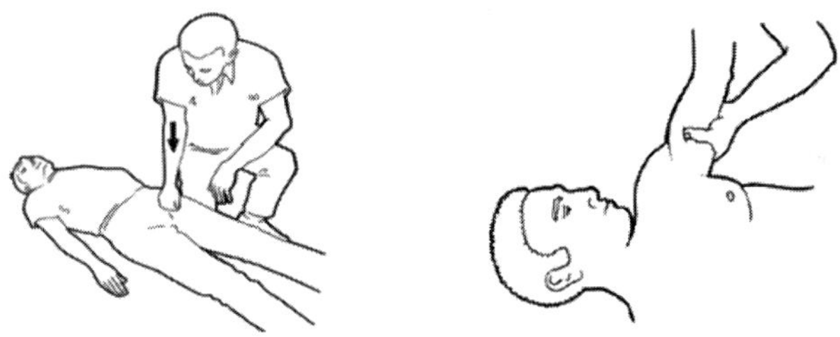

그림 10-1. . 다리의 출혈부위 및 압박점과 팔의 출혈부위 및 압박점

- 팔 출혈은 겨드랑이 동맥이나 위팔 동맥을 양손의 엄지손가락을 사용하여 강하게 압박한다.
- 다리 출혈은 사타구니 부위를 지나는 넙적다리동맥을 주먹 쥔 손으로 체중을 사용하여 강하게 눌러 압박한다. 이 방법으로 지혈이 된 경우에도 장기적으로 지혈점 압박을 유지해야 할 상

황이라면, 30분마다 5분 정도 압박을 풀어서 그 팔다리의 혈액 순환을 정기적으로 재개시켜 주어야 한다. 그렇지 않으면 그 팔다리 전체에 허혈성 손상을 초래할 위험성이 있다.

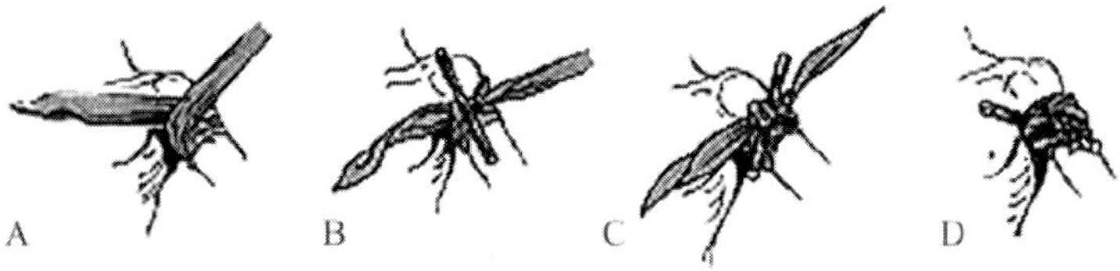

그림 10-2. 지혈대 착용법

(3) **지혈대**

- 팔다리 외부 출혈이 위의 방법들로 지혈되지 않을 때, 최후로 사용할 수 있는 지혈법이다. 팔다리 출혈 부위보다 몸 쪽 부위를 질긴 노끈이나 수건으로 맨 후 막대기를 끼워 빙빙 꼬아 그 노끈이나 수건을 조아서 팔다리로 가는 혈액 공급을 차단하려는 시도이다.
- 하부 팔다리로 가는 혈액 공급을 거의 완전히 차단하기 때문에 오래 유지하면 팔다리 전체를 손상시켜 팔다리 절단을 초래할 위험성이 있다. 따라서 지혈점 압박법과 마찬가지로 30분마다 5분 정도 조임을 풀어서 그 팔다리로의 혈류가 재개되게 해 주어야 한다.
- 팔다리가 거의 완전히 절단된 상처가 아니라면 처음부터 이 방법을 사용하여 지혈을 시 도해서는 절대 안 된다. 다른 방법으로 지혈이 도저히 안 되는 심각한 출혈에서만 시도해야 하는

최후의 방법임을 기억하여야 한다.

2) 피해야 할 방법들

- 지혈을 목적으로 상처에 이물질을 바르는 행위는 절대로 피해야 한다. 대부분의 상처는 직접 압박법으로 지혈이 된다.
- 흔히 상처에 바르는 물질들(예, 흙, 담배가루, 된장, 분말형 지혈제, 항생제 가루, 연고, 및 기타 생약 성분들)은 모두 상처에 해로우며, 상처를 복구하는 것을 방해한다. 즉, 혈관 및 신경의 재접합이 필요할 경우 그것을 불가능하게 만들 수 있으며, 창상 감염의 합병증 발생률을 현저히 상승시킨다.
- 상처에 묻은 이물질을 씻어내지는 못하더라도, 오히려 이물질을 바르는 행위는 절대로 금해야 한다.
- 지혈을 목적으로 팔다리 상처에 얼음을 갖다 대지 않는다. 지나친 혈관 수축을 초래하여 팔다리에 허혈성 손상을 가중시킬 위험성이 있다.

3) 내부출혈

내부출혈을 하는 환자를 현장에서 지혈하기는 매우 어렵거나 실제로 불가능하다. 따라서 내부 출혈을 하거나 의심되는 환자는 119에 신고해 즉시 병원으로 후송해야 한다.

표 10-1. 외상 후 내부 출혈이 의심되는 환자

다음의 소견을 보이면 내부 출혈 환자로 일단 간주해야 한다.
1. 손상기전: 흉부나 복부를 손상시킬 수 있는 손상기전
2. 흉부 및 복부 증상: 환자가 흉통이나 복통을 호소함.
3. 흉부 및 복부 징후: 흉벽이나 복벽에 심한 충격력을 시사 하는 타박상이나 찰과상, 또는 관통상이 관찰되며, 복부 압통이나 복부 팽만을 나타냄.
4. 쇼크 징후 - 의식 저하: 헛소리, 반항, 착란 상태, 불안증, 안절부절 못함 등 - 창백하고 차가우면서 축축한 피부 : 만져보면 끈끈하고 축축하게 느껴짐. - 가늘고 약한 맥박: 손목이나 팔꿈치에서 맥박이 가늘고 약하게 만져짐. - 빠른 호흡: 숨이 찬 듯 빠르고 헐떡이듯이 숨을 쉼. - 점막 탈수: 갈증을 많이 호소하며 입안 점막이 말라 있음.
5. 출혈: 손상 후 토혈을 하거나 혈변 또는 혈뇨를 봄.

(1) 토혈

- 식도와 위장 손상의 가능성을 의미함.
- 토한 혈액이 기도로 흡인되지 않도록 주의를 기울여야 한다. 즉, 반쯤 앉혀서 머리를 높여주거나, 누워야 할 경우에는 머리를 옆으로 해서 토물 배출이 쉽게 해 주어야 한다.
- 선홍색이면 동맥에서의 출혈이 현재도 계속되고 있음을 나타내며, 짙은 붉은색이면 정맥 출혈을, 피가 굳은 덩어리가 나오면 현재는 감소되었으나 과거의 출혈이 의심된다.

(2) 혈변

- 작은창자에서부터 항문까지의 손상 가능성을 의미함.
- 짜장과 같은 색의 변은 십이지장보다 상부의 위장관 출혈이고,

더 붉은색이면 그 이하의 장출혈이 의심된다.

(3) 코피

- 머리와 얼굴에 충격이 많이 갔을 때 발생한다.
- 외상으로 인해 코피가 발생했을 때, 코 안을 거즈 같은 것으로 막는 것은 좋은 지혈법이 되지 못한다. 코피가 기도로 흡인되지 않도록 환자를 앉히거나 머리를 옆으로 돌려서 코피가 밖으로 흘러나오기 쉬운 자세로 한 다음, 병원으로 후송한다.
- 가벼운 충격으로 코피가 났을 경우에는, 일반적인 코피 지혈법으로 지혈하면 된다. 한 손의 엄지와 검지를 사용하여 코 앞 연골부위를 코뼈에 바짝 붙여 단단히 붙잡고 5분간 유지하여 지혈을 시도한다.

4) 체강 출혈

- 흉강이나 복강 내로 상당히 많은 양의 출혈이 많더라도 밖으로 드러나는 출혈의 증거는 전혀 없는 경우가 많다. 참고로 흉강은 한쪽에만 약 3,000 mL의 혈액이 고일 수 있으며, 복강에는 1,500 mL의 혈액이 고여도 겉에서 복부가 팽만된 것이 보이지 않는다.
- 후복막강 출혈까지 포함하면 복부에 고일 수 있는 혈액양은 매우 많다.
- 따라서 손상기전, 흉부 및 복부 증상 및 징후들, 쇼크의 징후들, 그리고 세심하고 반복적인 신체 검진 소견들을 근거로 체강 출혈 가능성을 의심해야 한다.

5) 골절 부위 출혈

- 골반골절이 있으면 최소한 2,000 mL 이상의 출혈이 동반될 수 있다.
- 한 쪽 넙적다리뼈 골절이 있으면 주변 근육 조직 속으로 약 500~1,000 mL의 출혈이 동반될 수 있다. 만일 양측성 넙적다리뼈 골절이 있으면, 이것만으로도 충분히 출혈성 쇼크를 유발할 수 있다.
- 넙적다리뼈 골절을 제외하고, 출혈성 쇼크가 유발될 만큼 다량의 연부 조직 출혈을 동반하는 팔다리 골절은 없다. 하지만 다발성 골절이 있을 경우에 각 골절에 수반된 연부 조직 출혈량을 합하면 예상하지 못한 수준의 대량 출혈이 동반될 수 있다.

3. 쇼크

쇼크는 다양한 비정상관류를 유발하는 중요한 지연된 저혈압이다. 심인성, 저혈량증, 감염성, 신경성, 과민 반응성 등이 있다. 쇼크의 분류에는 1차성쇼크, 2차성쇼크가 있으며 순환동태에 의한 분류로서 저혈류량성 쇼크, 말초혈관확장성쇼크, 심장성 쇼크가 있다. 병인적인 분류로서 신경성쇼크, 아나피락시스쇼크, 국소마취약 중독의 결과로 일어나는 쇼크 등이 있다.

표 10-2. 쇼크의 구분

구 분	출혈성 쇼크	저체액성 쇼크	심장성 쇼크	신경성 쇼크	패혈성 쇼크
혈 압	저하	저하	저하	저하	저하
맥 박 수	증가	증가	증가	정상/감소	증가
피부온도	차갑다	차갑다	차갑다	따뜻하다	차다/ 따뜻하다
목 정 맥	수축	수축	팽대	수축	수축
신경마비	없다	없다	없다	있다	없다

1) 원인

* 심인성 - 비정상적인 심장펌프/기능
- 심근경색, 심장 외상, 부정맥

* 저혈량증 - 순환하는 혈량 감소
- 출혈, 심한 탈수

표 10-3. 쇼크의 구분

구 분	쇼크1기	쇼크2기	쇼크3기	쇼크4기
소실된 혈액량	15% 이내	15-30%	30-40%	40% 이상
맥 박 수	정상	증가	증가	증가 혹은 감소
수축기 혈압	정상	체위에 따라 변화	90mmHg	60mmHg
의 식 상 태	명료 혹은 불안감	불안감	혼미	혼수
응 급 처 치	수액투여	수액투여	수액+수혈	수액+수혈

* 감염성

- 쇼크를 일으키는 다양한 신체적 반응을 유발하는 심한 감염

* 신경성

- 척수손상과 관련된
- 교감신경긴장의 손상으로 인한 혈관운동의 불안정, 환자가 저혈압이나 서맥 그리고 피부를 만지면 따뜻해지는 쇼크의 다른 형태

* 과민반응

- 심한 알레르기 반응과 관련

3) 징후, 증상

저혈압, 빈맥, 혼동, 기면, 발작, 의식손실/실신, 뇌졸중, 짧은 호흡, 환기과다, 차가운/얼룩진 피부, 청색증, 오심/구토, 흉통, 복부통증 등이다.

환자가 나타내는 증상과 징후들을 보고, 그 환자가 쇼크 상태인지 의심할 수 있어야 한다.

쇼크는 신속한 응급조치가 매우 중요한데, 일단 환자의 보호자가 환자의 상태를 보고 쇼크을 의심하여 늦지 않게 119를 통하거나, 본인이 직접 적절한 의료기관으로 환자를 후송하여야 환자를 구할 수 있다. 쇼크의 증상과 징후들은 너무 다양하며 한 가지 증상이나 징후로 평가할 수 없다. 따라서 의심하는 마음을 가지고 세심하게 관찰하여 종합적으로 판단할 수 있어야 한다.

표 10-4. 쇼크를 의심할 수 있는 일반적인 상황

다음의 소견을 보이면 쇼크 상태로 생각해야 한다.
1. 무기력: 힘이 없거나, 걷거나 서 있다가 주저앉거나, 어지럼증을 호소함. 주변에 대한 관심이 없어지고 말하기조차 귀찮아함.
2. 의식 저하: 헛소리를 하거나, 도와주려는데 반항하거나, 착란 상태이거나, 경련발작을 보이거나, 혼수 상태
3. 창백하고 차가우면서 축축한 피부: 피부를 만져보면 끈끈하고 축축하게 느껴지거나 식은땀이 송골송골 맺혀 있음.
4. 가늘고 약한 맥박: 손목이나 팔꿈치에서 맥박을 만져보면 잘 안 만져지거나 가늘고 약하게 만져짐.
5. 빠른 호흡: 숨이 찬 듯 빠르고 헐떡이듯이 숨을 쉼.
6. 점막 탈수: 갈증을 많이 호소하며 입안을 들여다보면 혀와 입안 점막이 말라 있고 침이 감소되어 있음

4) 일반 처치

쇼크 환자의 응급처치법은 모든 형태의 쇼크에서 거의 대동소이하다. 즉, 환자에게 산소를 더 많이 공급하고 뇌와 심장으로 가는 혈액 순환을 더 원활하게 해 주는 것이다. 다른 점은 3가지 쇼크 종류 중에서 심장성 쇼크(그중 특히 심부전에 의한 심장성 쇼크)에서는 수액요법과 쇼크 자세취하기를 제한해야 한다는 점에서 주의가 필요하다.

① 바른자세로 눕히기 및 쇼크 자세 취하기

- 일단 환자를 편평한 곳에 눕혀야 한다. 앉거나 선 자세는 안 된다.
- 그리고 가능하면 환자의 다리를 들어올려(그 밑에 이불 같은 것으로 괴어 준다) 주면 다리 쪽의 혈액이 머리와 상체로 쏠려

혈압 상승에 도움을 준다(쇼크 자세).

- 심부전 환자: 심부전 환자는 눕히거나 쇼크 자세를 취하게 하면 더 힘들어하고 호흡곤란이 악화된다. 따라서 앉아있게 하거나 머리와 상체를 45도 정도로 높여주면 호흡곤란에 더 좋다.

② 옷 단추와 허리띠 등을 풀거나 늦추어주기

③ 수액 요법

심부전에 의한 심장성쇼크를 제외하고는 수액 요법이 도움이 된다. 수액 요법은 링거액 주사가 가장 효과적이지만, 일반인들이 현장에서 링거액 주사를 시행하기는 어렵다.

입으로 물이나 수액을 마시게 하는 수액 요법을 사용할 수 있는데, 역시 주의가 필요하다.

쇼크 상태의 환자는 의식수준이 떨어지기 쉬운데, 의식이 명료하지 않은 상태에서 입으로 음식을 먹거나 마시는 행위는 자칫 음식물이 기도로 잘못 들어가거나 구토를 유발하여 기도 폐쇄를 유발할 위험성을 가진다.

④ 산소 요법

주변에 의료용 산소가 있으면 환자가 산소를 흡입할 수 있도록 산소를 투여하여야 한다.

산소가 없을 경우에는, 환자가 원활히 호흡을 할 수 있는 자세를 취해 주어야 하며, 환자에게 충분히 깊이 호흡하는데 정신을 집중하도록 촉구해야 한다. 혈액 순환이 잘 안 되는 쇼크 상태에서 호흡까지 저하되면 산소 공급은 더욱 악화되기 때문이다.

제11장

피부 출혈 응급처치

제11장. 피부 출혈 응급처치

1. 타박상

혈관손상을 말하며 물리적 충격을 받은 연부조직내의 모세혈관 및 작은 혈관이 손상되면서 혈관 투과성이 증가하여 혈액 내의 혈장이 새거나 혈관이 찢어지면서 혈구 성분까지 조직 속으로 흘러나오게 된다.(막 형성)

- 손상직후부터 24시간 정도까지는 냉찜질을 하면 부종의 진행도 경감시킬 수 있고 통증완화효과도 있다. 48시간 후부터는 온찜질이 부종완화와 상처치유에 도움이 된다.

2. 찰과상

피부의 표피층이나 진피층의 일부분까지만 벗겨진 상처를 말하며, 세균에 의한 창상 감염이 있지 않는 한 흉터를 남기지 않는다. 항생제를 바르면 효과적이다.

3. 열상

피부의 진피층을 포함하여 찢어진 상처를 말한다. 봉합수술이 필요하다.

4. 박피성 열상

피부가 벗겨져 떨어져 나간 형태의 열상을 말한다. 떨어진 피부조각을 가져가야 봉합을 시도할 수 있다. 떨어진 피부조각은 마르지 않도록 생리식염수에 적신 거즈로 싸서 물이 새거나 공기가 통하지 않는 비닐봉투나 랩으로 감싸서 얼음을 띄운 물통에 담아 가져간다.

5. 관통상

못이나 송곳 같은 길고 좁은 물체에 의해서 깊이 뚫어진 상처를 말한다. 뚫린 피부의 입구가 좁고 오염 물질이 조직 깊숙이 들어가기 때문에 오염물 세척이나 배출이 어려워 감염이 발생하기 쉽다.

응급처치는 생리식염수 또는 흐르는 물로 상처를 씻는다. 출혈이 심하면 깨끗한 거즈나 손수건으로 직접 압박한다. 지혈이 되면 베타딘을 이용해 소독을 한다.(과산화수소나 알코올은 피함.)

소독약이 완전히 마르면 깨끗한 거즈나 손수건으로 덮어주고 테이프나 붕대로 소독한 부위를 고정하고 상처를 심장보다 높이 들어 병원으로 이송한다.

6. 외상처치

1) 드레싱과 붕대법

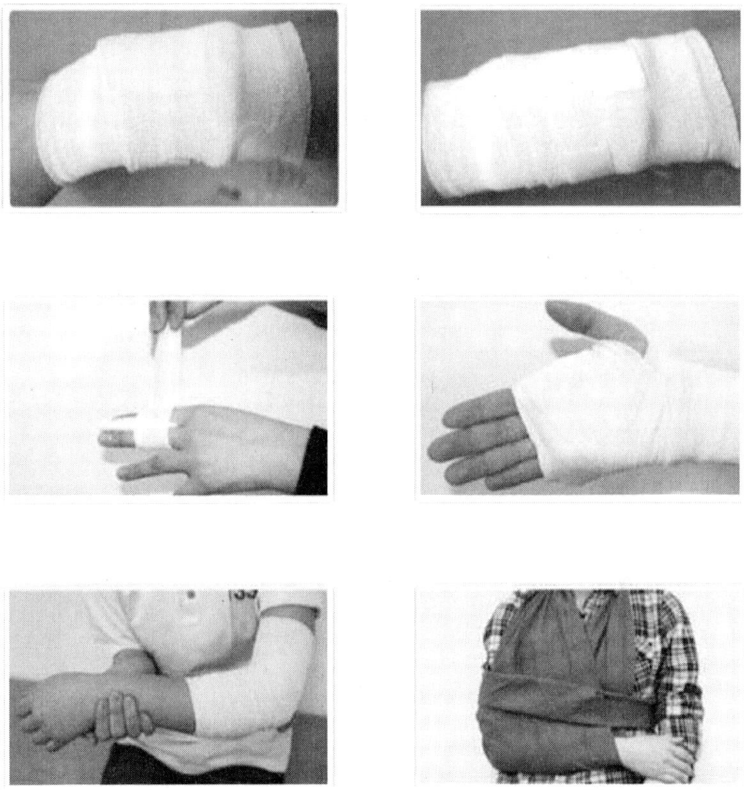

그림 11-1. 드레싱과 붕대법

2) 부목고정

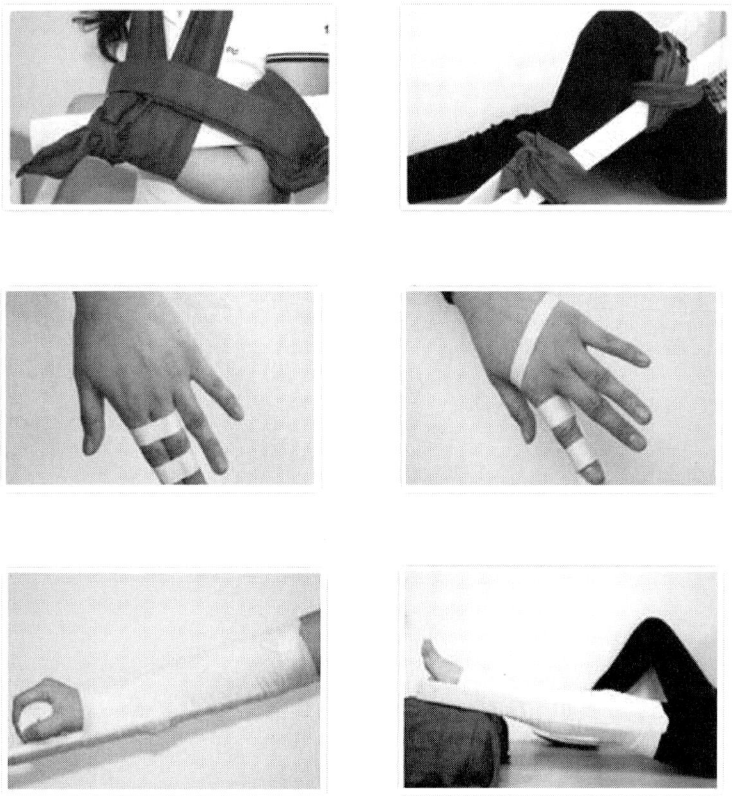

그림 11-2. 부목고정

3) 지혈법

직접압박법은 상처부위에 깨끗한 거즈를 대고 직접 눌러 압박한다.

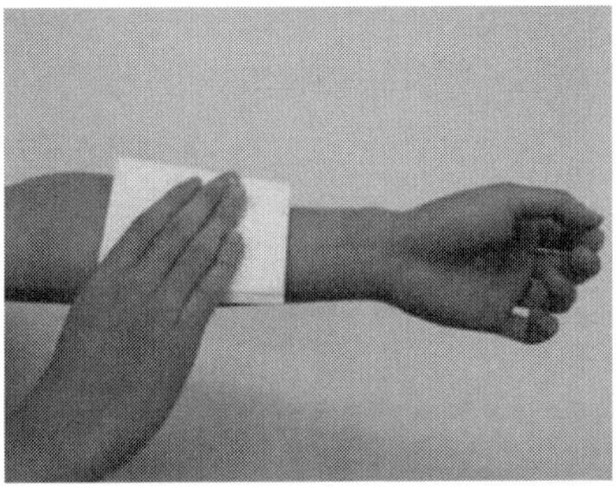

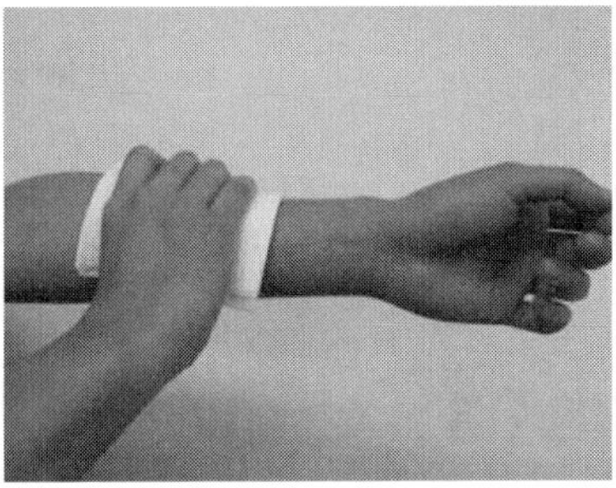

간접압박법은 출혈부위 위쪽에서 혈액이 흐르는 혈관을 압박하여 지혈한다.

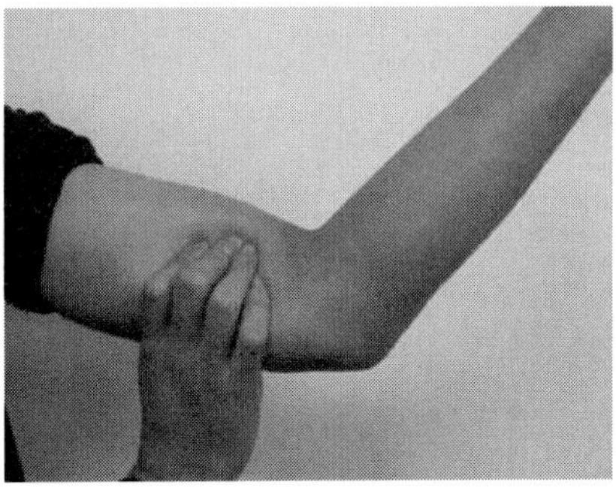

4) 환자 회복자세

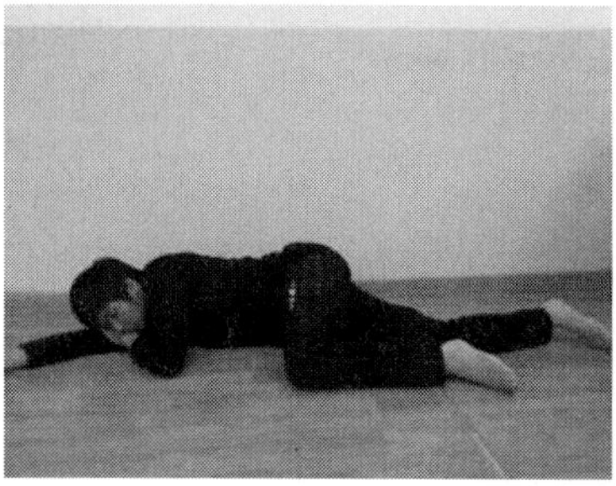 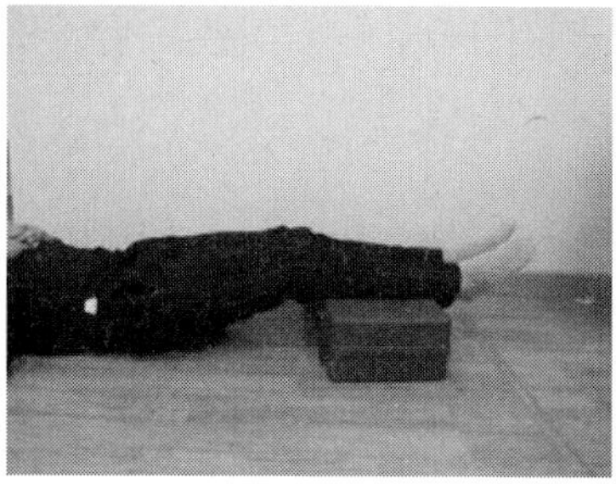

5) 멸균드레싱

멸균드레싱은 붕대가 달린 드레싱 패드를 말한다. 멸균된 드레싱은 다양한 크기가 있고 낱개로 잘 포장되어 있다. 포장이 파손되어 있다면 그 드레싱은 더 이상 무균상태가 아니다. 만일 드레싱이 벗겨지거나 혈액이 흥건하게 있다면 제거하고 새 드레싱을 사용한다.

(1) 포장을 벗기고 붕대 끝을 찾아 들어 놓는다. 멸균된 패드를 펴놓고 과정 중 오염되지 않게 조심한다.
(2) 패드 양쪽의 붕대를 잡고 상처 위에 바로 패드를 놓는다.
(3) 붕대의 짧은 쪽을 팔이나 다리에 한번 둘러 잘 고정한다.
(4) 붕대의 긴 쪽으로 상처 부위를 감싸고 있는 거즈의 전체를 고정하며 감는다.
(5) 붕대 끝을 매듭으로 묶고 고정한다. 매듭은 상처부위 위에 묶어 압력을 가할 수 있게 하고 만일 출혈이 새어 나오면 제거하고 다시 다른 드레싱을 댄다.
(6) 혈액이 잘 통하는지 점검한다.

매듭을 드레싱 패드 우에 오게 하고 상처부위와 주위를 덮는다.

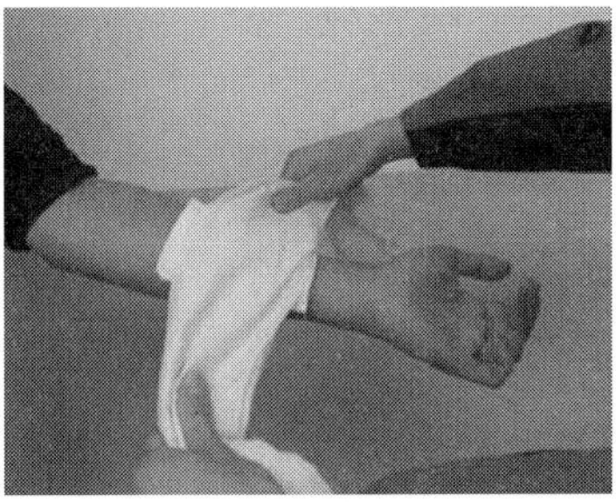
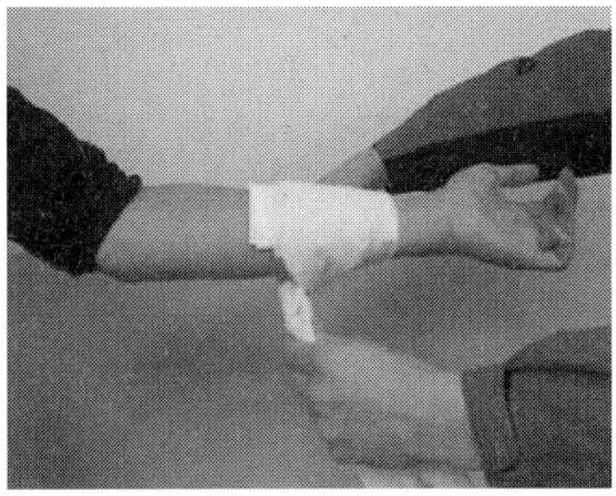
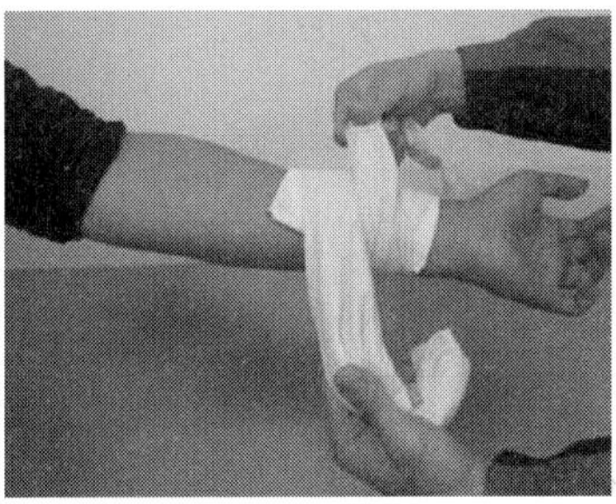
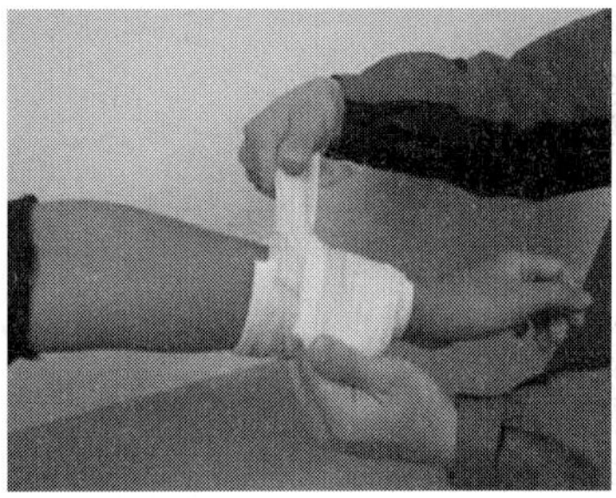

제12장

환경 응급처치

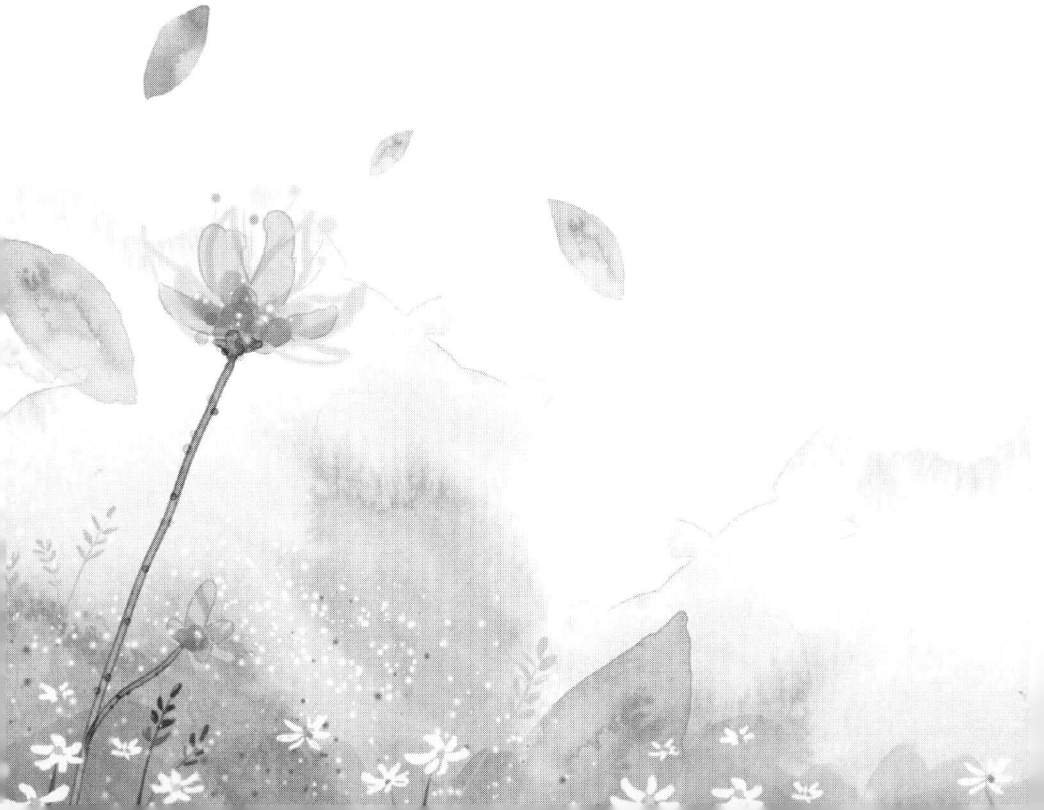

제12장. 환경 응급처치

1. 동물, 곤충에 의한 손상

교상이란 동물의 이빨에 물리거나, 사람의 치아에 의해 발생한 피부의 직접적 손상이 있는 경우를 말한다. 교상에 의한 상처는 겉보기에 작은 상처라도 이빨이 찍힌 상처라 좁고 깊은 상처가 생길 수 있으므로 근육, 인대, 혈관 및 신경에 손상을 일으킬 수 있다. 또한 개나 동물의 입안은 세균 등으로 파상풍 및 기타 감염에 걸릴 수 있어 주의해야 한다. 또 조심해야 할 질병으로는 광견병인데, 광견병 예방접종을 했는지 알아보고 만약 확인이 되지 않으면 의료기관에서 향후 치료를 상의한다.

원인에 관계없이 모든 물린 상처에서 응급처치의 기본은 첫째, 상처 세척 또는 소독을 통한 상처부위 세균 수의 감소 (세균 숫자가 적을수록 염증이 발생할 가능성이 낮아진다. 둘째, 소독된 거즈 또는 깨끗한 수건을 이용 출혈부위를 직접 압박하여 지혈한다. 셋째, 신속한 병/의원 방문에 따른 필요한 치료를 받는 것이다.

1) 교상

동물에게 물린 경우 대부분에서 심각한 출혈은 발생하지 않으나, 2차 감염, 인대, 근육 또 는 혈관, 신경 등에 심각한 손상을 일으킬 수도 있다. 대부분의 동물교상은 개에 의해 발생하며, 그 외 고양이, 가축 그리고 야생동물에 의해 발생한다. 개의 침에는 약 60여 종의 세균이 존재하여 광견병 같은 심각한 감염을 일으킬 수 있다.

국내에서 광견병의 발생률은 낮은 편이다. 병명과 달리 광견병의 발생은 일반적으로 애완용 개보다는 가축인 소, 돼지와 야생동물인 너구리, 박쥐, 야생개 등에 물렸을 경우 더 높은 빈도로 발생한다. 광견병균은 포유류에서만 존재하며, 냉혈동물인 뱀 등의 파충류에서는 존재하지 않으나, 다른 세균의 감염은 발생할 수 있으므로 아래에서 설명한 교상 상처 처치법으로 응급처치를 시행한다. 개나 야생동물에 의해 물린 경우 동물을 생포하려는 행동은 오히려 위험할 수 있으므로 피하되, 집에서 기르는 개인 경우 주인에게 연락을 취하고, 야생동물인 경우는 물린 장소를 기억하여 의료진에게 알려주도록 한다. 만약 사람을 물었던 동물이 사는 곳을 아는 경우 또는 생포한 경우 동물을 죽이지 않도록 한다. 사람을 물었던 동물에게서 10일내 광견병의 소견이 나타나지 않는 경우에는 동물에게 물린 사람에게서 광견병이 발생할 가능성은 매우 낮은 것으로 알려져 있어 치료에 도움이 된다. 만약 동물이 죽었다면 동물을 냉동이 아닌 냉장 상태로 병원으로 가져온다. 이 때 동물의 침에 노출되지 않도록 주의하고, 특히 머리, 뇌 부분이 손상되지 않도록 하는데, 이것은 동물의 뇌에서 광견병균을 축출하여야 하기 때문이다.

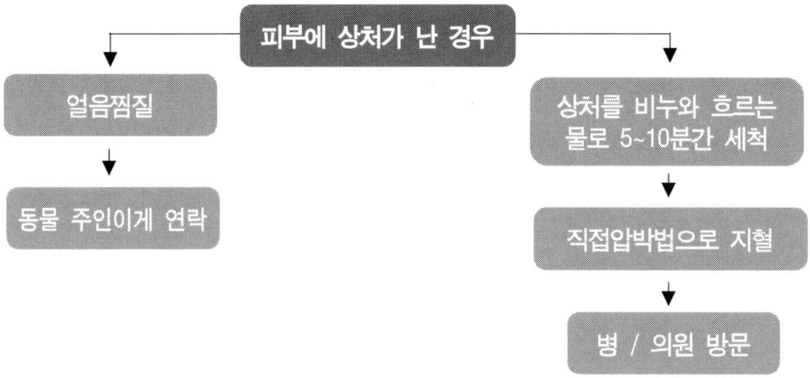

표 12-1. 교상 흐름도

가. 응급 처치법

(1) 상처에서 출혈이 심하지 않다면 비누와 흐르는 물로 깨끗이 5~10분간 씻도록 한다. 상처를 문지르는 것은 상처를 악화시킬 수 있으므로 피하여야 한다. 약간의 피가 흐르도록 하여 상처 내에 남아있는 세균이 상처 밖으로 흘러나오도록 한다.

(2) 일반적으로 흐르는 물로도 세균이 상처에서 제거되는데, 크게 도움이 되긴 하지만 만약 요오드 액(베타딘) 같은 소독제가 있는 경우 100배로 희석하여 상처를 씻을 경우 광견병균 같은 세균의 제거에 더 도움이 될 수 있다.

(3) 상처는 소독된 거즈나 수건을 이용하여 출혈부위를 직접 압박하여 출혈을 억제한다(상처 지혈법 참고).

(4) 병/의원을 방문하여 경우에 따라 다음의 처치를 받도록 한다.
- 세척, 항파상풍 주사, 봉합술 등을 시행하는데, 파상풍 예방접종 경력과 시기에 대한 정보를 의료진에게 정확히 전달하면 도움을 받을 수 있다.

나. 주의

(1) 민간요법 - 개에 물린 상처에 된장을 바르거나 피가 난다고 지혈가루를 뿌리는 것은 상처 치료에 도움이 되지 않으며, 오히려 2차 감염의 위험을 높이게 될 수 있다.

(2) 아기들은 피부 조직이 부드럽고, 두께가 얇아 개에 심하게 물리면 목숨이 위험할 수도 있다. 따라서 현장에서 얼른 개와 격리하고, 단순히 상처만 보지 말고 숨 쉬고, 맥박 뛰는 것을 확인하는 것이 급선무이다.

사람에게 치아에 의한 교상을 일으킬 수 있는 원인으로는 다른 사람의 치아에 의해 발생한다. 특히 싸우다가 상대방의 치아에 의해 (물리거나 상대방의 치아를 주먹으로 쳤을 경우) 손상을 받은 경우 상처에 감염이 발생할 가능성은 어떤 포유류에의 한 교상보다도 가능성이 높다.

응급처치법은 일반적으로 동물에 물렸을 때와 같으나, 골절, 인대 손상의 가능성도 높으므로 빠른 시간 내에 병/의원을 방문하여 적절한 처치를 받아야 한다.

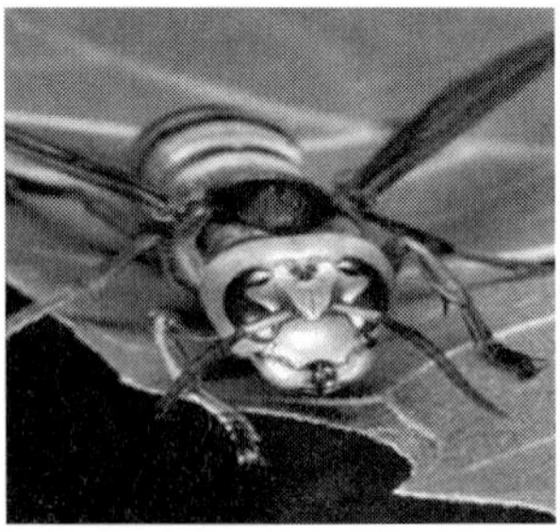

그림 12-1. 벌 알레르기

2) 벌

벌에 쏘일 경우 초기 증상으로는 쏘인 부위의 가려움, 통증 및 붓는 등의 국소적 현상이 대부분이다. 그러나 가장 심각한 증상은 벌독에 의해 생명을 위협할 수 있는 알레르기 반응(전신적 과민성 반응)이 발생했을 때이다. 전신적 과민성 반응은 약 5% 정도에서 발생하는 것으로 알려져 있으며, 증상으로는 몸이 붓고 가려움증이 발생하는 것, 이외에 피부가 창백해지고 식은땀이 나는 증세, 불안감, 두통, 어지럼증, 구토, 복부 통증, 호흡곤란, 경련, 의식 저하 등의 쇼크의 증상이 나타나는 현상으로 매우 위급한 상황이 진행되고 있다는 신호이다. 이러한 증상은 대부분 독소에 노출되고, 수분에서 1시간 내에 발생한다.(자세한 내용은 본 책자의 응급증상과 질환 중 알레르기 반응 참고)

과민반응은 일단 시작하면 매우 빠른 경과를 밟으므로 초기에 치료를 시작하지 않으면 생명을 위협하는 경우가 많다. 전신적 과민성 반응에 의한 사망 원인 중 60-80%는 공기를 폐로 전달하는 통로 역할을 하는 기도가 부어 숨을 쉴 수가 없어 사망하는 질식사로 보고되고 있다.

두 번째로 흔한 사망 원인으로는 혈관 확장에 따른 의한 쇼크사이다.

전신적 과민성 반응이 발생하는 경우 혈관이 확장되는데, 이때 피부가 창백해지고 식은땀이 나는 증세, 어지럼증 등의 증상을 보일 수 있다.

혈관이 확장되면 저혈압이 발생하여 중요 장기에 혈액을 적절히 공급할 수 없으므로 쇼크가 발생하는 것이다. 환자에게서 이러한 전신 증상이 나타나면, 즉시 필요한 응급조치(심폐소생술 참고)를 시행하면서 신속히 의료기관으로 이송하여야 한다. 벌은 쏘인 후 침이 피부에 남아 있는지 없는지의 차이로 구분이 가능하다.
꿀벌은 쏘면 침이 대부분 피부에 박혀 있게 되는데 즉 한 마리의 꿀벌은 한 번 밖에 쏘지 못하는 것에 반해 말벌과 황벌은 그냥 찌르기만 하여 피부에 침이 남아있지 않아 반복적으로 쏠 수가 있다.

벌에 쏘인 부위에 침이 남아 있다면 신속히 제거해야 하는데, 이는 제거하지 않을 경우 약20분 정도까지 침에서 독이 계속 나와 몸 안으로 흡수되어 증상을 악화시킬 수 있기 때문이다. 벌침을 올바르게 제거하는 방법으로는 침을 소독된 칼의 가장자리나 신용카드 같은 것을 이용하여 침을 피부와 평행하게 옆으로 조심스럽게 긁어 주면서 제거하여야 한다. 이 때 집게, 핀셋 또는 손가락을 이용하여 침의 끝 부분을 집어서 제거할 경우 독주머니를 짜는 행위가 되어 오히려 벌침 안에 남아 있는 독이 더 몸 안으로 들어갈 수 있기 때문이다. 입 안에 쏘이거나 여러 군데, 특히 10군데 이상 벌에 쏘인 경우 더 심각한 증상이 나타나므로 야외에서는 탄산음료 등의 뚜껑을 열었을 때 벌이 안으로 들어가 모르고 마실 경우 입 안 을 쏘일 수 있으므로 유의하여야 한다.

또한 벌집 근처나 벌이 많이 있는 장소에서 쏘인 경우에는 신속히 그 곳에서부터 안전한 장소로 대피해서 더 많이 쏘이지 않도록 해야 한다.

그 외에 사람을 물거나 쏠 수 있는 곤충은 개미, 거미, 진드기 외에 다양하다. 곤충에 물린 증상의 대부분은 가려움 같은 국소적 증상이며, 스테로이드 연고가 증상 완화에 많은 도움이 된다.

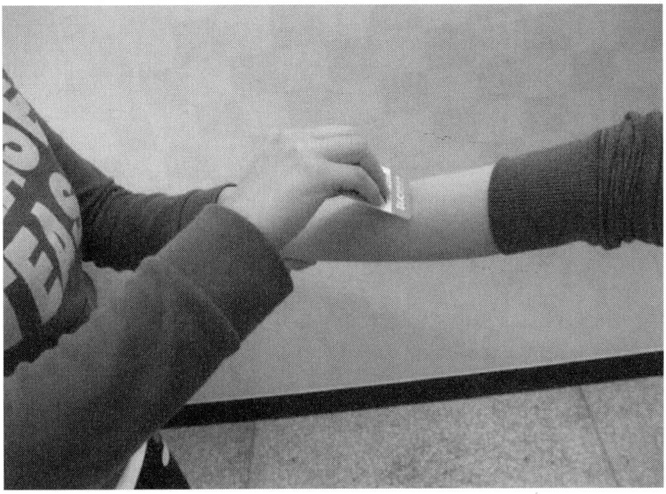

그림 12-2. 응급 처치법

(1) 응급 처치법

가. 환자를 벌이 없는 안전한 곳으로 이송한다.

나. 피부에 벌침이 박혀 있는지 살펴본다. 침이 피부에 남아 있는 경우에는 침을 손톱이나 신용카드 같은 것을 이용하여 침을 피부와 평행하게 옆으로 긁어주면서 제거한다. 핀셋 또는 손가락을 이용하여 침의 끝부분을 집어서 제거하지 않도록 유의한다.

다. 침이 피부에 없거나 제거한 후에는 벌에 쏘인 자리를 비누와 물로 씻어 2차 감염을 예방하고, 쏘인 부위에 얼음주머니를 15~20분간 대주면 붓기를 가라앉히고, 통증 감소 및 독소의 흡수 속도를 느리게 하는데 도움이 된다. 쏘인 부위는 심장보다 낮게 위치하도록 하여 독소가 심장으로 유입되는 속도를 느리게 할 수 있다.

라. 쏘인 부위에 가려움과 통증만 있는 국소적 증상만 있는 경우에는 피부에 스테로이드 연고를 바르면 가려움증에 도움이 되고, 진통제는 통증을 줄이는데 도움이 된다.

마. 기존에 벌 알레르기가 있는 사람 또는 벌에 쏘인 후에 몸이 붓고, 가렵고, 피부가 창백해지고 식은땀이 나는 증세, 두통, 어지럼증, 구토, 호흡곤란, 경련 및 의식저하 등의 전신성 과민성 반응이 나타나는 경우에는 즉시 필요한 응급조치(심폐소생술 참고)를 시행하면서 신속히 의료기관으로 이송하여야 한다.

바. 전신성 과민반응이 나타나는 사람에 한해서 독이 몸으로 퍼지는 것을 늦추기 위해 쏘인 부위에서 약 10 cm 정도 상방(심장이 가까운 쪽)에서 압박대로 폭이 넓은 헝겊이나 끈(2 cm 이상 폭)으로 피가 통할 정도로 묶을 수 있다. 압박대를 너무 꽉 조이는 경우에는 오히려 피가 통하지 않아 2차적 손상이 발생할 수 있다. 그러므로 압박대를 사용하는 경우에는 동맥은 차단하지 않고, 정맥의 흐름만 차단할 수 있는 정도의 힘으로만 조인다. 이송 중 가끔씩 묶인 부위를 관찰하면서 피부의 색깔이 보라색으로 변할 경우에는 압박대를 잠시 제거하여 피를 순환시킨 후에 다시 압박대로 묶도록 한다.

(2) 벌/곤충에게 물리거나 쏘인 경우

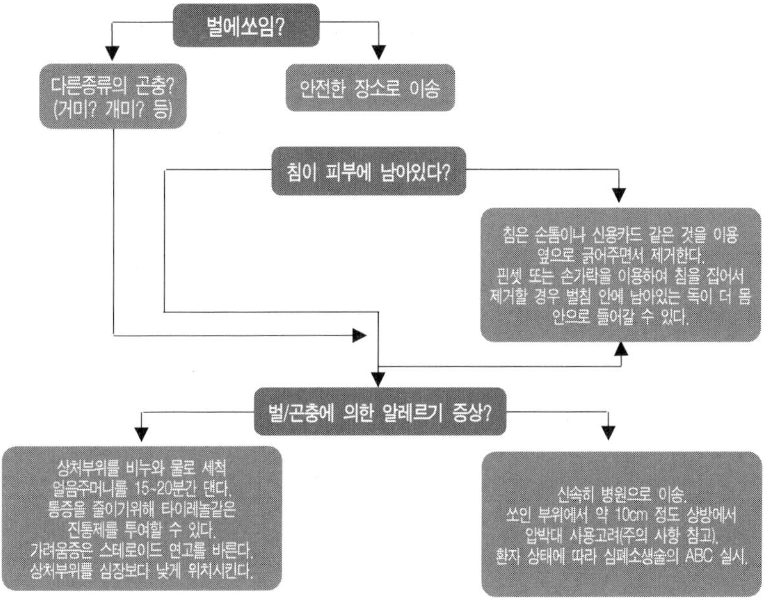

그림 12-3. 벌/곤충에게 물리거나 쏘인 경우

(3) 주위 사항

가. 집게, 핀셋 또는 손가락을 이용하여 침의 끝부분을 집어서 제거할 경우 독주머니를 짜는 행위가 되어 오히려 벌침 안에 남아 있는 독이 더 몸 안으로 들어갈 수 있다.

나. 전신성 과민반응이 나타나는 사람에게는 병원으로 이송하는 동안에 질식할 가능성이 있으므로 입으로 아무 것도 먹이지 않도록 한다.

다. 야외에서는 음료수의 뚜껑을 열어둔 상태로 보관하지 않도록 한다.

3) 과민성 쇼크(아나필락스성쇼크)

인성 단백질에 대한 숙주의 과민성으로 항원·항체 반응을 일으켜 말초혈관 확장 및 혈압의 감소를 유발하여 생기는 현상이다.

우리 몸에서 알레르겐에 의해 면역 반응이 일어나면 IgE 라는 항체가 생기게 된다. 만일 면역 반응을 일으켰던 알레르겐이 다시 우리 몸 속에 들어오게 되면 염증 세포 표면에 붙어 있던 IgE와 결합하면서 화학물질이 분비된다. 이 화학 물질에 의해 쇼크 증세와 같은 심한 전신 반응이 일어나는데, 보통 시간이 매우 짧아 아주 소량의 알레르겐에 다시 노출되더라도 수분 이내에 증상이 나타난다. 한편 결과적으로 비슷한 증상이 나타나지만 면역 반응에 의한 증거가 부족한 경우(알레르겐에 반응하는 IgE 항체의 존재가 증명되지 않은 경우)를 아나필락시스양 반응(anaphylactoid reaction)이라고 부른다.

(1) 증상 : 초기에는 불안감이 나타나고, 식은땀이 나면서 피부가 차고 끈적거리게 된다. 이때 피부가 빨갛게 되고, 가려우며, 전신에 두드러기가 생긴다. 그 다음에는 목이 몹시 마르고. 얼굴이 창백해지면서 구역질이나 구토가 일어나고. 호흡이 불규칙해지며, 맥박은 약하면서 빠르게 뛰고 혈압이 떨어진다. 그리고 동공이 확대되면서 의식을 잃게 된다. 원인에 노출된 후 대개는 30분 이내에 급성으로 나타난다.

기관지 근육의 경련과 수축을 유발하여 호흡 곤란과 천명(기관지가 좁아져서 쌕쌕 거리는 소리가 나는 호흡음), 저산소증, 코막힘, 콧물 등이 나타난다.

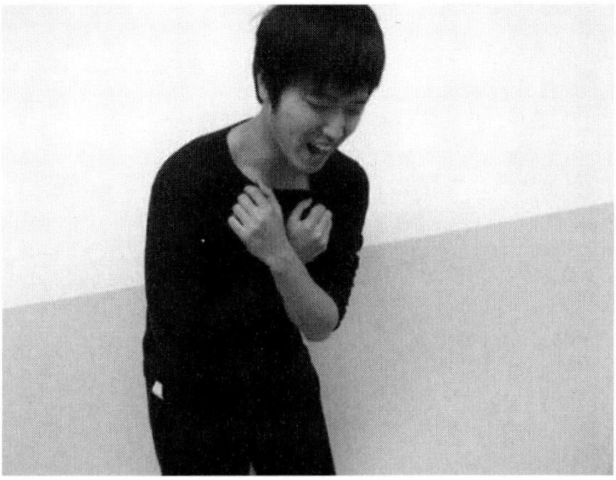

그림 12-3. 증상

혈압이 떨어지고 뇌로 가는 혈류량이 줄어들어 두통이나 어지러움이 나타나며, 심하면 정신을 잃는다. (쇼크 상태) 자신도 모르게 대소변을 보기도 한다.

혈압 저하로 오심과 구토가 생기고, 위장관으로 가는 혈류량이 감소하여 복통이 나타나기도 한다.

처음에는 입 주위나 얼굴에 따끔거리는 느낌, 혹은 입 안이 마르는 느낌이 동반되기도 한다. 피부 또는 점막에 두드러기, 소양감, 홍조, 또는 입술이나 혀에 혈관 부종이 생길 수 있다. 특히 목젖을 중심으로 하여 후두 부위에 심한 혈관 부종이 생기면 기도가 막혀 질식할 수 있으므로 연하곤란이나 목이 조여 드는 느낌이 나타나면 주의해야 한다.

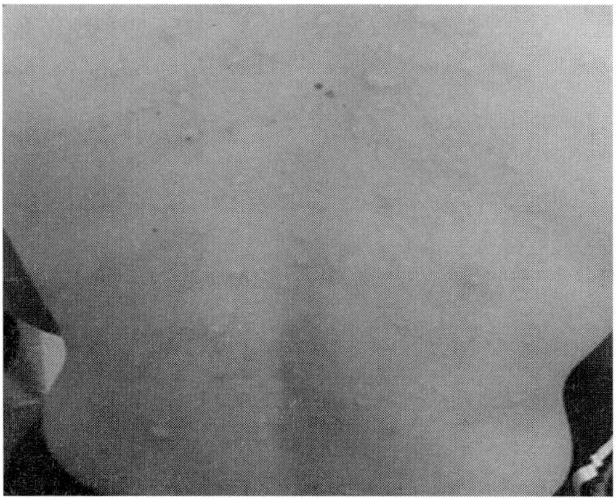

그림 12-4. 아나필락시스 증상

- 목, 입술, 혀가 부음
- 목이 붓고 기도가 수축되어 오는 호흡 곤란
- 음식을 삼키기가 어려움
- 두드러기
- 전신의 홍조 현상(붉어지고 열이 올라오는)
- 복통과 메스꺼움
- 심장 박동수 증가
- 혈압의 급격한 하락
- 구토 또는 설사
- 전신이 부음
- 쇼크
- 의식 불명

(2) 원인 : 복숭아, 고등어 등의 음식물과 마취약, 페니실린 등 약

품, 벌 등의 곤충, 먼지, 꽃가루 등이 있다. 특히 마취 중에 과민성 쇼크가 일어나면 심한 경우 사망에 이르기도 한다.

IgE에 의한 면역 반응을 유발할 수 있는 요인이라면 모두 아나필락시스를 일으키는 원인이 될 수 있다. 임상적으로 아나필락시스와 아나필락시스양 반응을 구별하기는 어렵기 때문에 이 둘의 원인을 각기 구별 짓지 않고 함께 열거하면 다음과 같다.

이론적으로는 모든 종류의 음식물이 아나필락시스를 일으킬 가능성이 있지만, 흔히 관찰할 수 있는 것은 밀가루, 메밀, 땅콩 그리고 새우나 가재와 같은 갑각류 등이 있다. 드물지만 음식을 단순히 먹는 것만으로는 아나필락시스를 유발하지 않지만, 섭취 후 달리기나 농구와 같은 운동을 했을 때 증상이 나타나는 경우도 있다. 이를 '음식 의존성 운동 유발성 아나필락시스'라는 긴 이름으로 부른다.

역시 모든 약물이 이론적으로 이러한 증상을 일으킬 가능성을 가지고 있다. 흔한 약물은 페니실린이나 세팔로스포린 계열의 배타락탐 항생제와 비스테로이드성 소염 진통제, 그리고 컴퓨터 단층촬영(CT)에 사용되는 조영제 등이다. 그리고 적혈구나 혈장과 같은 혈액 제재를 투여 받을 때 아나필락시스가 나타나는 경우가 있다. 벌에 쏘이거나 개미에 물릴 때 생길 수 있다.

운동만으로도 아나필락시스가 생길 수 있다.

이외에도 혈액 투석 중에 투석막에 의한 보체 활성화로 나타나기도 하며, 때로는 원인을 찾을 수 없는 경우도 있다(특발성 아나필락시스).

4) 처치

우선 환자를 안정시킨 후 과민반응을 일으키는 원인을 찾아 제거한다. 그 다음에 항히스타민제 또는 스테로이드제를 투여하는 등의 치료를 시행한다. 응급 조치를 통해 혈압을 상승시키고 기도를 확보하는 것이 가장 중요하다. 산소를 공급하면서 에피네프린이나 스테로이드, 항히스타민제 등을 투여한다. 하지만 치료에 있어 가장 기본적인 사항은 자신의 증상을 유발한 원인을 정확히 알고 피하여 미연에 방지하는 것이다.

5) 뱀

뱀은 크게 독이 있는 독사와 독이 없는 구렁이로 나눌 수 있다. 독사와 구렁이는 뱀의 머리 생김새, 눈동자 모양 그리고 물린 부위의 이빨 자국으로 감별할 수 있다. 독사의 머리는 위에서 보았을 때 삼각형인데 비해 구렁이는 비교적 둥근 모양을 하고 있다. 독사의 이빨은 두 개이고, 구렁이는 이빨이 많아서 물린 부위의 모양을 가지고 판단하는 경우가 많다.

우리나라에 서식하는 독사는 살모사, 까치살모사, 불독사의 세 종류로 알려져 있다. 뱀독소는 신경계를 마비시켜 호흡곤란 등으로 단시간 내에 사망을 시키는 신경독소를 가진 독사 종류(코브라.)와 혈액과 조직에 손상을 일으키는 혈액독소를 가진 우리나라에 서식하는 독사 종류로 구분할 수 있다. 혈액 독소를 가진 독사에게 물린 경우 급사를 하는 경우는 흔하지 않으며, 초기에 적절한 응급처치와 치료를 받는 경우 생존율이 매우 높은 것으로 알려져 있다. 그러나 처치가 부적절했거나 , 치료가 늦은 경우 소아나 노인 환자의 경우에는 합병증으로 사망하기도 한다.

(1) 응급 처치법

가. 환자를 뱀이 없는 안전한 곳으로 옮긴다. 뱀은 재공격하는 경우가 흔하며 몸이 잘린 후 에도 20분 정도는 움직이므로 뱀을 잡는 행위나 설사 뱀을 잡았더라도 극도의 주위를 요한다.

나. 환자를 안정시킨다. 흥분해서 걷거나 뛰면 독이 더 빨리 퍼지므로 주의해야 한다. 팔을 물렸을 때는 반지와 시계를 제거한다. 그냥 두면 팔이 부어오르면서 손가락이나 팔목을 조여 혈액 순환을 방해할 수 있다.

다. 물린 부위는 비누와 물로 씻어낸다.

라. 물린 부위는 움직일수록 독이 더 빨리 퍼지므로 움직이지 않게 고정하고, 심장보다 아래에 위치시켜 독이 심장 쪽으로 퍼지는 것을 지연시킨다.

마. 물린지 15분 이내인 경우에는 진공흡입기를 사용하여 독을 제거한다. 그러나 진공흡입기가 없고 물린 부위가 빠르게 부으면서 의료기관이 1시간 이상 거리에 떨어져 있는 경우에는 입으로 상처를 빨아 독을 제거해 볼 수 있다. 한다. 단, 입 안에 상처가 있는 사람이 빨아서 독을 제거할 경우 오히려 입 안의 상처를 통해 독이 흡수될 수 있음을 주의하여야 한다.

바. 압박대로 묶는 행위는 아직 많은 논란의 대상이다. 그러나 병원까지의 거리가 멀고, 물린 부위가 빠르게 붓는 경우에는

물린 부위에서 5-10 cm 정도 심장 쪽에 가까운 부위를 폭 2 cm 이상의 넓은 끈이나, 손수건을 압박대로 이용하여 피가 통할 정도로 묶을 수 있다. 압박대를 너무 꽉 조이는 경우에는 오히려 피가 통하지 않아 2차적 손상이 발생할 수 있다. 그러므로 압박대를 사용하는 경우에는 동맥은 차단하지 않고 정맥의 흐름만 차단할 수 있는 정도의 힘으로만 조인다. 일단 묶었으면 다시 풀었다 묶었다 하지 않아야 한다. 아래부위에 맥박이 잘 뛰는지 수시로 검사해보아야 한다. 물린지 30분이 경과한 후에는 묶어도 효과가 적다.

사. 뱀에 물렸을 때에 가장 중요한 행위는 최대한 빨리 항독소가 있으면서 적절한 치료를 받을 수 있는 의료기관으로 가는 것이다. 항독소가 있는 병원은 1339에 문의하면 된다.

(2) 주의 사항

가. 얼음찜질은 권장되지 않는데 이는 독소를 비활성화 시키지 못할 뿐만이 아니라, 동상의 위험성에 의한 조직괴사의 위험성이 높아지기 때문이다.

나. 피부 절개 및 흡입 - 의료인이 아닌 사람이 독소를 빨아내기 위하여 물린 부위를 칼로 절개하는 것은 오히려 근육, 혈관, 신경 등의 다른 구조물을 손상을 줄 수 있기 때문에 권장되지 않는다.

다. 입으로 흡입하는 것은 권장되지 않는다. 이미 언급했듯이 절대적 위급상황이 아니면 입으로 빨아서 독을 제거하는 행위는 첫째 입을 통하여 독이 체내로 흡수되는 것, 둘째 입안의 각종 세균에 의한 물린 상처 부위의 2차 세균감염의 위험성으로 이 행위는 권장되지 않는다.

라. 전기나 불로 물린 부위를 지지는 행위는 학문적으로 도움이 된다는 증거가 없다.

마. 압박대 사용은 절대적 위급상황을 제외하고는 권장하지 않는 행위이다. 대부분의 환자의 압박대가 너무 강하게 조여 오기 때문에 2차적 합병증이 많이 보고되고 있다.

바. 민간요법으로서 담배, 된장 등 상처에 바르는 것은 결코 도움이 되지 않는다(2차 세균감염의 위험). 오히려 이러한 처치 때문에 가장 중요한 의료기관으로의 이송시간이 늦어지는 것이 환자에게 치명적일 수 있다.

사. 뱀에 물린 환자는 구토, 복통 및 의식 저하가 발생할 수 있으므로 환자에게 입으로 어떤 것도 주지 않는다. 음식과 음료수를 주어서는 안 된다. 특히 술은 혈액순환을 증가시켜서 독이 몸 안에 빨리 퍼지게 하므로 절대 금기이다.

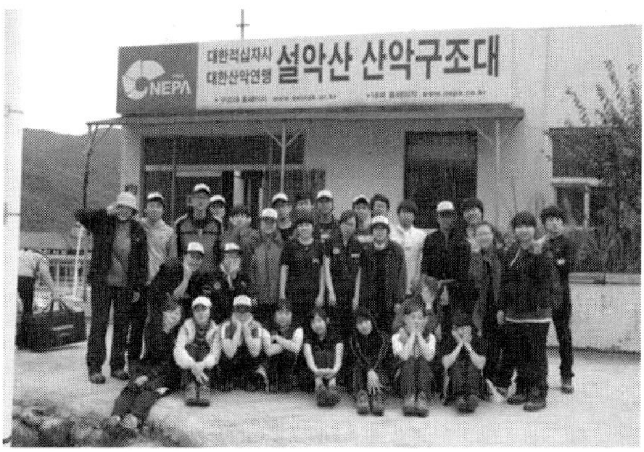

6) 중독

독극물이란 신체에 해를 입힐 수 있는 물질을 말하며, 중독이란 어떤 물질이 적은 양이라도 체내로 들어와 인체 조직에 기능의 장애를 주는 것을 말한다. 독극물은 다음 4가지 방법으로 체내에 들어갈수 있다.

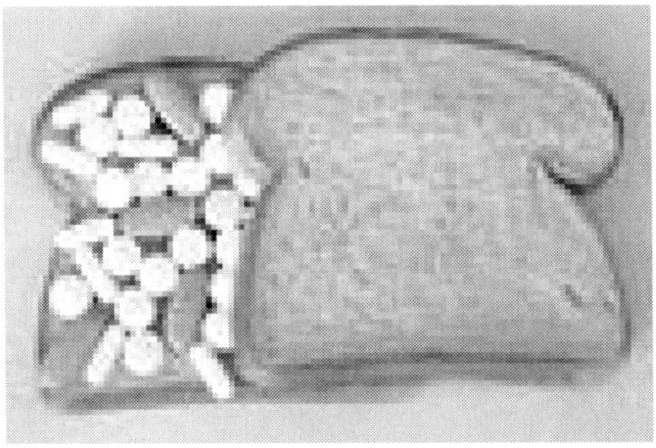

그림 12-5. 독극물

① 복용(입을 통해서),

② 흡입(코를 통해서),

③ 흡수(피부나 점막을 통해서),

④ 찔려서(신체 조직, 혹은 혈액 속에서)이다.

자살목적이 아닌 실수, 또는 모르고 독극물을 섭취한 경우의 약 90%가 5세 이하의 소아에서 발생하므로 부모님들의 특별한 주의와 관심이 소아 독극물 중독의 예방에 필수이다. 여기서 말하는 중독은 마약중독처럼 약 물을 끊지 못하는 경우나, 몇 십 년 동안 노출되는 만성 중독은 아니고 갑자기 어떤 물질이 체 내에 들어와 발생시키는 변화를 말한다. 독극물 중독이 발생했을 때 가장 중요한 부분은 어떤 물질을, 얼마나, 언제복용 또는 노출 되었냐는 부분이다. 그러므로 정확한 처치를 위해 복용한 약물, 또는 물질을 환자와 함께 병원으로 가지고 가는 것이다.

복용에 의한 중독은 독극물이 가장 흔히 신체 내로 들어가는 경로이다. 복용한 물질은 위에서 오래 남아 있지 않으며 소량만이 남아 있을 뿐이다. 대부분의 독극물 흡수는 소장에서 이루어지는데 위장 내 내용물이 소장으로 넘어가는 1시간 이내에 빨리 위로부터 제거하는 것이 초기 응급처치로 매우 중요하다.

그러나 효과적인 구토도 위장 내 내용물의 30% 이상 제거하기 힘들므로 빨리 병원으로 이송하여 추가적인 위세척술과 가능하다면 해독제를 투여 받는 것이 중요하다. 물질마다 각각의 다른 특성과 선택적인 해독제가 있으므로 환자가 복용한 약물의 종류와 섭취한 시간, 그리고 복용량을 아는 것이 환자의 치료에 많은 도움이 되므로 환자 이송과 더불어 약물의 정보를 수집하거나 직접 가지고 병원으로 간다. 독극물을 복용한 환자의 증상으로는 복통, 오심, 구토, 설사 및 의식 변화가 나타날 수 있다. 또한 독극물을 섭취한 것으로 추정할 수 있는 경우로는 특별한 이유 없이 환자가 위에서 언급한 증상을 보이거나, 입에서 이상한 냄새가 나거나, 입 주위에 얼룩 또는 화상자국이 있는 경우이다.

(1) 복용 시 응급 처치법

가. 중요한 정보를 수집한다.

- 독극물 종류는 무엇인가 ?

- 독극물을 섭취량은 ?
- 언제 섭취하였는가?

나. 독극물을 먹은지 30분 이내라면 구토유발제를 먹여 토하게 하는 것이 좋다. 토할 때는 머리를 낮추어 토한 것을 폐로 들어가 질식하지 않도록 주의해야 한다.

다. 환자가 의식이 없는 경우에 ABC(기도, 호흡, 맥박)을 확인 후에 필요에 따라 처치한다.

라. 환자를 회복자세로 눕힌다. 회복 자세는 환자가 좌측 옆구리로 엎드려 누워있는 상태로 이 자세를 취할 때 위의 내용물이 소장으로 넘어가는 시간을 늦출 뿐만이 아니라, 환자가 구토하는 경우에 기도가 막히지 않도록 한다.

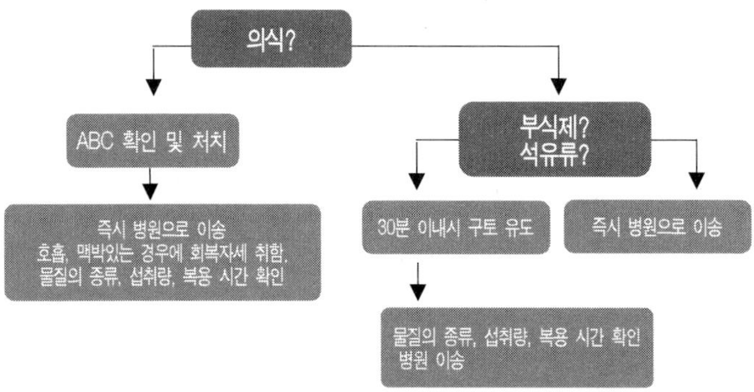

표 12-4. 독극물 중독 흐름도

(2) 주의 사항

가. 위에서 설명한 "구토를 권장하지 않는 경우" 참고.

나. 소금물을 먹여 구토를 유발시키는 방법은 과학적 근거가 없을 뿐만이 아니라, 사망 사례도 보고되고 있다.

다. 독극물을 계란, 물, 우유 등으로 중화시키지 않는다.

라. 의식이 없으면 입으로는 아무 것도 주지 않는다.

※ 무독성으로 판정되는 경우:

① 개인용품 : 눈 메이크업, 립스틱, 목욕비누, 무스, 방취제, 적은 양의 샴푸, 선탠크림, 체온계 수은, 치약, 화장수, 화장품류

② 의약품 : 과산화수소수(3%), 산화아연, 스테로이드, 제산제, 피임약, 항생제(일부는 예외이므로 의료기관에서 확인 필요)

③ 학용품 : 고무접착제, 그리스, 분필, 방향제, 연필, 진흙, 크레용, 풀, 볼펜잉크

④ 기타 : 가정용 표백제, 담배(적은 양), 신문지, 실리카겔, 양초, 윤활유

* 잘 모르거나 증상이 있으면 의료기관에서 확인해야 한다.

※ 구토가 권장되지 않는 경우:

① 부식제(강산 또는 강알칼리를 마셨을 때) - 토하면 목이나 식도에 더욱 장해를 줄 수 있다.

② 석유제제를 마셨을 때- 폐로 들이마시면 위독한 폐렴을 일으킬 수가 있다.

③ 의식이 없을 때 - 토한 것이 폐로 들어갈 수 있다.

④ 경련을 일으키고 있을 때.

⑤ 생후 6개월 미만의 영아.

흡입에 의한 독극물 중독은 다양한 원인에 의해 발생할 수 있어, 그 증상 또한 어떤 독성물질을 흡입했는가에 따라 다양하게 나타날

수 있어 환자가 자살을 목적으로 흡입한 경우를 제외하고는 환자 자신이 독성가스에 노출되었는지도 모르는 경우가 흔하다. 연탄가스(일산화탄소: CO), 도시 가스, 프로판 가스, 일산화탄소와 같이 일상생활에서, 암모니아가스, 벤젠가스, 납, 수은가스등 산업장에서 볼 수 있는 중독, 농촌에서는 농약살포 중 농약흡입, 그리고 전쟁 무기로 화학전에 사용되는 살인가스와 같이 여러 가지 원인에 의해 흡입중독이 발생할 수 있다. 흡입 중독 시에는 중독의 원인에 따라 두통, 오심 및 구토, 복통, 어지러움 등의 경미한 증상부터 호흡곤란, 호흡마 비, 심장 마비, 경련, 발작, 혼수 등의 치명적인 증상들이 다양하게 나타날 수 있어 진단이 매우 어려울 수 있다. 흡입에 의한 중독이 의심될 때는 다음과 같은 처치를 할 수 있다.

(3) 흡입시 응급 처치법

가. 환자를 독성이 있는 위험 환경에서 지역에서 신선한 공기가 있는 안전 지역으로 이송한다.

나. 의복을 느슨하게 합니다. 의식이 없으면 기도를 확보하고, 만약 호흡이 멎어 있으면 인공호흡을 실시한다(기본 인명구조술 참고).

다. 환자 호흡을 하고 있으면 신선한 공기를 마시게 한다.

라. 환자를 신속히 병원으로 후송한다.

(4) 주의 사항

독성가스 유출이 심한 곳에는 환자가 있더라도 함부로 접근하지 않도록 한다. 인공호흡 자체로도 구조자에게 독성가스의 피해가 있을 수 있다. 가능하면 전문 처치팀에게 많은 처치를 맡기고 일단 안전한 곳으로 환자를 옮기는 것을 먼저 해야 한다.

흡수에 의한 중독은 피부, 눈 또는 점막을 통한 독극물의 흡수에 의한 중독은 물질이 피부나 눈 등에 직접 접촉됨으로써 손상을 입을 시엔 감염, 화상이나 발작을 동반할 수 있다.

(5) 흡수시 응급 처치법

① 독극물이 묻어 있는 옷, 신발, 장식품 모두를 제거한다.
② 물에 독극물이 오염된 부위를 흐르는 물과 비누로 20분 이상 깨끗이 씻어 낸다.
③ 병원으로 이송한다.

(6) 주의 사항

① 부식제인 산이나 알칼리성에 피부가 노출되었다고 해서 중화를 시키려고 반대되는(예: 산 에 노출되었을 때 알칼리 사용) 성분을 이용하여 닦아내면 절대로 안 된다.

찔림에 의한 중독은 흔하지 않은 경우이며, 실험실이나 병원에서 주사에 찔려 발생할 수 있다.

7) 체온손상

(1) 열 경련(Heat Cramps) : 과다한 땀의 배출로 전해질이 고갈되어 발생하는 근육의 경련이다. 일반적으로 다리 및 복부에서 경련의

형태로 나타난다.

응급처치로 환자를 시원한 곳으로 이동한다. 환자에게 소금물 또는 전해질(이온음료)음료를 마시게 한다. 예) 포카리스웨트, 게토레이 등의 이온음료를 매 15분마다 반 컵씩,소금물의 경우는 1/4컵에 티스푼 1개 분량 정도 편하게 휴식을 취하게 하고 경련이 있는 근육을 스트레칭 해준다. 경련이 멈춘 후 약간씩 움직이게 한다. 그러나 땀을 흘리면 경련이 재발될 가능성이 있다. 최소한 24시간 동안은 격렬한 운동을 삼간다.

(2) 일사병(Heat Exhaustion) : 강한 햇볕에 장기간 노출되므로써 혈액의 저류와 체액과 전해질이 땀으로 과다 배출되어 발생한다.

피부가 차갑고 끈끈하며 창백하다. 현기증, 실신, 구토, 두통이 동반한다.

⇒ 빠르고 얕은 호흡	⇒ 약하고 빠른 맥박
⇒ 차갑고 축축한 피부	⇒ 땀의 과다 배출
⇒ 몸의 나약함	⇒ 현기증, 정신착란, 감각상실

응급처치로 기도를 확보한다. 환자를 시원한 곳으로 이동하여 휴식을 취하게 한다. 옷을 벗기고 오한이 나지 않을 정도로 신체를 서서히 냉각 시킨다.

의식이 있으면 소금물을 마시게 하거나 전해질(이온) 음료를 마시게 한다. 젖은 물수건으로 얼굴을 닦아주거나 차가운 수건으로 손발을 식히면서 부채질 해 준다. 환자의 상태를 조심스럽게 관찰하고 쇼크증상이 나타나는지를 관찰한다.

(3) 열사병(Heat Stroke) : 직접 태양에 노출 또는 뜨거운 차안 등에서 강한 열에 장기간 노출되므로 써 주로 발생하며 노인, 소아, 만성질환자에게 특히 위험하다.

피부가 뜨겁고 건조하며 붉다. 갑자기 무의식 상태로 될 수 있다.

⇒ 초기에는 강하고 빠른 맥박, 점차 느리고 약한 증상

⇒ 초기의 깊은 호흡에서 점차 얕은 호흡

⇒ 피부가 아주 뜨겁고 건조하며 붉은 색을 띰

공통적으로 동공의 확장, 의식저하, 심하면 혼수상태에 빠짐, 경련이 발생할 수 있다. 후기증상으로 저혈압이 나타날 수 있다.

열사병은 아주 위험한 상황이므로 응급처치로 기도를 확보한다. 의식이 없는 경우는 구토 등에 의한 이물질이 기도를 폐쇄할 경우가 있다. 입안을 면밀히 조사한다. 시원하고 환기가 잘되는 곳으로 환자를 이동시키고 젖은 물수건 에어컨 · 선풍기 또는 찬물을 이용하여 빠른 시간 내에 체온을 냉각시켜 준다. 만일 얼음주머니나 얼음대용이 있다면 그것을 감싸서 환자의 겨드랑이, 무릎, 손목, 발목, 목에 각각 대어서 체온을 낮춘다.

환자의 상태를 조심스럽게 관찰하고 쇼크증상이 나타나는지를 관찰한다. 무의식이 계속되거나 평소 내과질환이 있는 경우는 응급상황이다. 머리를 다리보다 낮추고 119구급대를 기다리는 시간이 길면 시원한 물이 담긴 욕조에 머리만 남기고 잠기게 해준다.

표 12-4. 열경련, 일사병, 열사병의 비교

상 태	근육경련	호 흡	맥 박	몸의 상태	피 부	땀의 분비	의식상실
열 경련	나타남	다양함	다양함	약 함	다 습 따뜻함	과다분비	상실 없음
일사병	없 음	빠르고 얕음	약 함	약 함	차갑고 축축함	과다분비	가 끔
열사병	없 음	깊은호흡 ↓ 얕은호흡	빠 름	약 함	뜨겁고 건조함	소량 또는 없음	자 주

제13장

스포츠손상 응급처치

제13장. 스포츠손상 응급처치

1. 스포츠손상의 정의

스포츠 경기와 운동 중에 입게 되는 신체의 손상을 말한다. 스포츠 손상은 외부로부터의 충격에 의해 발생되는 외상과, 무리한 스포츠를 장기간 반복함으로써 발생되는 상해로 구분된다. 스포츠 상해는 신체의 기능을 약하게 할 뿐 아니라 스포츠에 대한 흥미를 잃게 하므로 스포츠 상해의 원인을 바로 알고 주의를 기울여 예방하여야 한다.

스포츠 손상은 운동종목에 따라서 상해 부위와 종류가 다르고 선수와 선수 사이의 신체적 접촉이 많을수록, 격렬하고 활동량이 많을수록 그 위험도가 높기 때문에 투기 종목에서 많이 발생한다.

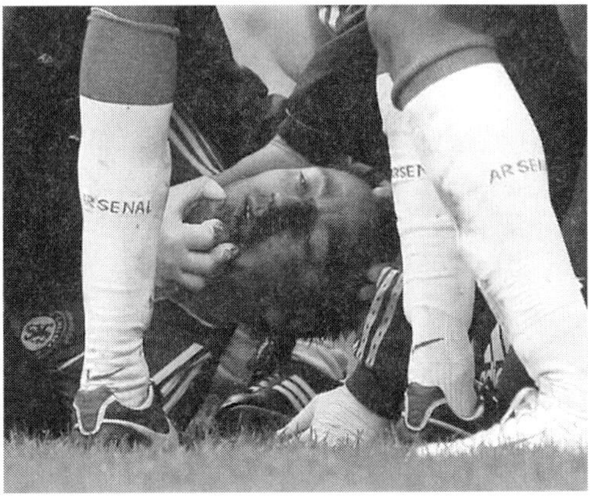

그림 13-1. 스포츠 상해

2. 스포츠 손상시 평가법

스포츠 손상이 발생한다면 최초의 적절한 응급처치가 2차 손상을 예방할 수 있다. 정확한 평가, 지식, 응급처치가 상해에서 빨리 회복할 수 있도록 도움을 준다.

응급처치의 일반적 원칙은 다음과 같다.

(1) 환자를 위험지역에서 안전지역으로 옮기거나 환자 주위에 있는 위험물을 제거한다.

(2) 부상부위를 관찰 한다. 부위의 움직임, 감각, 맥박이 있는지 확인한다.

(3) 호흡정지, 심한 출혈, 쇼크(shock), 식중독 또는 중독 등 가장 긴급을 요하는 환자부터 처치해야 한다. 환자의 턱을 올려 기도가 직선이 되게 하여 개방된 상태를 유지하며 질식을 막기 위해 기도 내의 이물을 제거하여 호흡을 자유롭게 한다. 출혈이 계속적으로 있다면 지혈을 한다. 환자를 편안히 눕히고 보온한다.

(4) 상처의 보호- 먼지나 세균의 침입을 막기 위해 소독된 거즈나 붕대를 이용하여 상처를 보호한다. 만일 소독된 것이 없다면 가장 깨끗하다고 생각되는 재료를 이용한다.

(5) 무의식 환자에게 경구적으로 어떤 것도 주어서는 안 된다. 만일 의식이 있더라도 복부에 심한 상처를 입거나 심한 출혈이 있는 환자에게 아무것도 주지 말아야 한다.

(6) 혈압, 심박 수, 호흡 등의 활력징후(vital sign)에 일시적 영향을 미치는 물, 알코올 등도 주어서는 안 된다.

(7) 가능한 환자의 불안을 제거하기 위해 말로써 환자를 안심시킨다.

(8) 적절하게 환자를 다루고 골절이 의심된다면 골절된 부위를 지지하여 조심스럽게 운반한다. 옷을 벗겨야 할 때는 손상받지 않은 부위부터 먼저 벗기고 뒤이어 상처가 난 쪽을 벗긴다. 가위로 옷을 자를 수도 있다.

(9) 의료기관에 연락하고 병원으로 이송할 것인지를 결정한다.

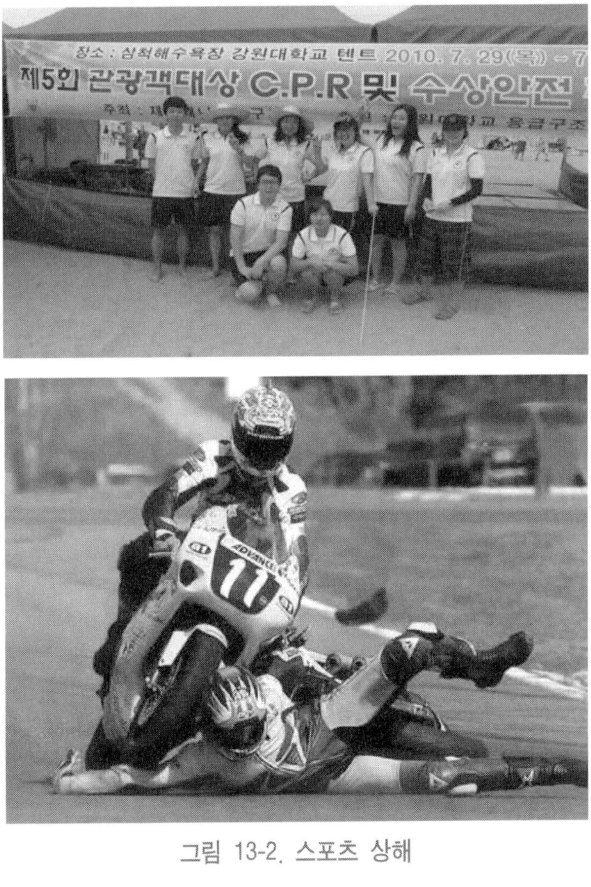

그림 13-2. 스포츠 상해

3. 스포츠 상해의 원인

스포츠 외상은 한정된 횟수(일반적으로 1회)의 외력이 신체에 작용했을 때 생기는 것이기 때문에 각각의 스포츠에 따라서 특징적인 것이 많고, 외상의 발생 기전을 잘 듣는 것에 의하여 진단을 내릴 수 있다.

1) 기술 및 훈련부족

모든 스포츠 종목은 나름대로 특색 있는 전문적 기술을 필요로 하며 이러한 기술이 습득되려면 장기간의 훈련 및 많은 노력이 필요하게 된다. 그러나 훈련이 부족하거나 또는 기술이 미숙할 때 운동 손상이 발생될 수 있다.

2) 과도한 훈련과 과로

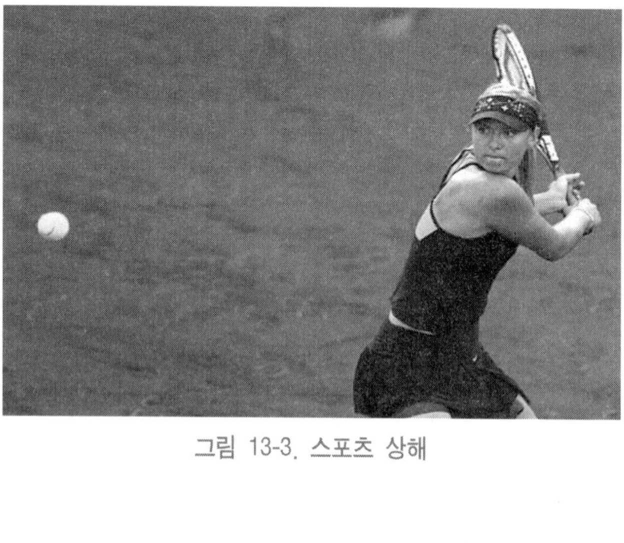

그림 13-3. 스포츠 상해

훈련을 지나치게 하면 신체는 근육계, 신경계, 순환계 등 모든 조직과 기관에 정신적 피로와 육체적 피로가 함께 오게 된다. 이러한 피로는 즉각적으로 수의운동 기능과 반사운동 기능이 저하되어 변화가 많은 운동전개 상황에서의 적절한 신체적응을 할 수 없게 되어 외상을 입게 된다.

3) 주의집중 결여

심리적으로 불안하거나 심적 부담이 있을 때, 다른 생각에 빠져 운동현장에서의 집중력이 떨어지게 되어 외력에 대처하지 못하는 상황이 나타나 운동손상을 입게 된다.

4) 준비운동 부족

준비운동은 일반적으로 근육 온도상승, 모세혈관의 확장, 심폐기능의 증가 등 생리학적 기능을 증가시켜 운동기능 증가뿐만 아니라 전문기술의 발휘에 필요한 신경소통 작용과 모든 근육의 긴장도 및 시간적 경과가 원활하게 되어 근수축의 과부족이 일어나지 않게 하는 역할을 한다. 그러나 준비운동이 부족하면 저항력에 대처하지 못하는 장력발휘, 완벽한 기술을 표현하지 못하는 행동 등으로 운동손상을 입게 된다.

5) 환경의 결함

훈련장 상황, 스포츠 용구의 불완전한 설계, 환경적 요인 등 평상시의 동작과는 다른 환경적 요인으로 작용하여 운동손상을 불러일으킬 수 있다.

6) 훈련방법의 결함

폼이 미숙하기 때문에 관절 등에 무리가 되어, 테니스 팔꿈치, 야구 팔꿈치 등이 생긴다.

일반적으로 과훈련에 의한 통증은 신체내의 경고를 무시하고 훈련하는 경우에 발생되는 운동손상으로 다음과 같이 분류된다.

1기 : 강도 높은 훈련 중에만 통증이 생긴다(단기 치료 가능기간)

2기 : 훈련중과 훈련 후에도 통증이 지속적이다.

3기 : 휴식 중에도 통증이 있는 상태로 장기간의 치료를 요하게 된다. 그밖에 운동량 혹은 강도를 너무 빨리 증가시키거나 새로운 훈련법을 갑자기 적용시킬 때 등 지도자가 너무 조급하게 훈련성과를 기대할 때 발생되기 쉽다.

7) 근력의 불균형적 발달

트레이닝 시 주동근과 길항근의 훈련량 차이, 의식성 있는 집중훈련의 차이 등으로 근력발달에 있어서 주동근과 길항근의 근력 불균형이 형성된다. 듣는쪽과 안듣는쪽의 근력 불균형이 나타나는데 이것이 운동손상을 일으키는 원인으로 작용하게 되는 것이다.

8) 해부학적 특성

무릎의 얼라인먼트(이상배열) 이상에 의한 무릎뼈 연화증, 편평족 장애 등 해부학적 이상이 원인이다.

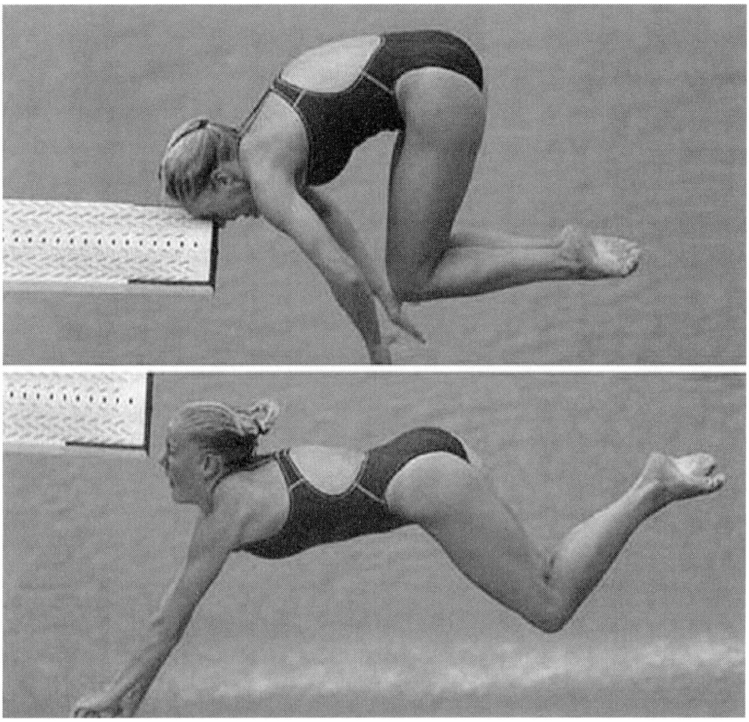

그림 13-4. 스포츠 상해

9) 환경적 영향

조깅하는 지면의 굳기, 경사 등에 따라 영향이 다르다. 운동화, 스파이크 등 용구의 영향 : 제1종자뼈 장애 등, 부적절한 용구에 의한 것이다.

이상과 같이 하나의 원인으로 작용하는 것이 아니고, 여러 가지 원인이 조합되어 스포츠 상해가 발생한다.

4. 운동상해 조기 치료법

근육이 끊어졌을 때, 인대가 늘어났을 때, 관절의 부상, 골절 등 그 어느 것이든 운동 중에 일어난 부상의 응급처치는 거의 모든 경우 같은 것이다. 다음의 4가지의 응급처치법은 설사 의사에게 치료를 받으려고 생각하고 있는 경우라 해도 상관이 없다. 이것은 RICES 라고 약칭 되어져 있다.

급성 연부조직 손상의 치료에서 가장 중요한 시간은 24~48시간 이내이다. 연부조직 손상이 발생하면 혈관 손상이 동반된다. 그 결과로 손상된 조직 주위에 조직액과 혈액이 고여 붓게 되고 주위 조직을 압박하게 되어 조직에 대해 무산소증으로 인한 손상을 유발시킨다. 모든 운동 손상에 대한 적절한 응급 처치는 더 큰 부상으로 발전되는 것을 막아주며 치료 기간을 단축시키기 위함이다.

초기 치료는 재활 치료의 과정에 있어서 중요한 역할을 한다. 상해의 종류에 관계없이 가장 흔한 문제는 종창이다. 종창은 손상 부위를 압박하며 통증을 유발하며, 또한 신경근육계에 대해 억제 작용을 하여 근육 수축을 약하게 한다. 종창은 손상 후 첫 72시간에 가장 심한데 일단 종창이 생기면 회복은 심각하게 지체된다. 따라서 손상 후 초기에 모든 치료의 목적은 종창을 감소시키는 것이다. 손상의 급성기에 종창이 적절하게 조절되면 재활을 위하여 필요한 시간이 그만큼 감소한다.

운동중에 상해가 발생하면 손상 후 회복과 재활에 영향을 미치는 종창을 치료하기 위하여 안정 또는 휴식(Rest), 냉치료(Ice or Cryotherapy), 압박(Compression), 그리고 손상부위의 거상(Elevation) 등의 처치를 한다. 이는 각 처치의 영어단어 머리글자를 따서 'RICE 처치'라 한다.

1) 안정

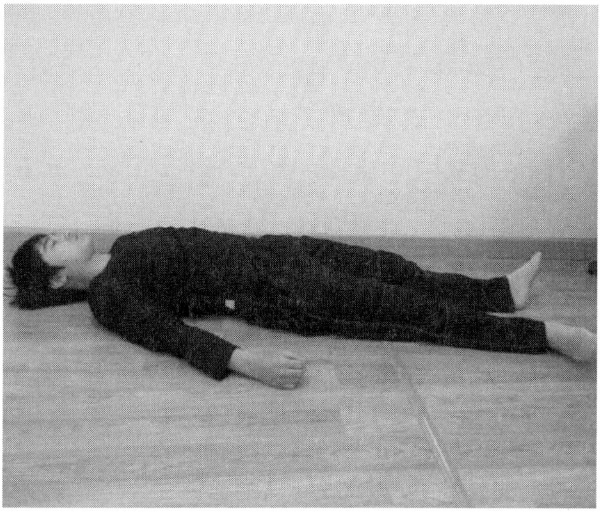

그림 13-5. 안정

스포츠 손상 후에 휴식은 어떤 치료 프로그램보다 중요하다. 휴식이 필요한 기간은 상해의 심한 정도에 따라 달라지며, 경한 손상의 경우 적극적인 재활치료에 들어가기 전에 약 48시간에서 72시간 정도의 휴식이 필요하다. 손상부위를 움직이면 증상이 더욱 악화될 우려가 있다. 다친 부위가 발목관절이나 무릎관절인 경우에는 테이핑이나 붕대로 고정한다. 그런데 휴식이라는 말은 아무것도 하지 않는다는 것이 아니며, 상해를 입은 부위만 휴식한다는 의미이다. 이 기간 동안 심혈관계의 적합도, 근력, 유연성의 유지를 위해 손상을 받지 않은 신체 부위의 운동을 계속하여야 한다.

2) 아이스(Ice)

냉기(Cold)의 사용은 골근육계 손상을 포함하는 모든 상태에서 선택하는 첫 번째 치료이다. 통증을 감소시키고 국소 혈관수축을 통한 종창의 치료를 위하여 손상 후 즉시 사용되며, 또한 염증반응의 급성기에, 그리고 근육의 경직을 감소시키기 위하여 사용되기도 한다. 냉기를 짧은 시간동안 적용하면 심부조직을 차게 하는 데에는 치료효과가 거의 없으므로 적어도 20~30분 정도 충분한 시간동안 적용이 권고된다. 냉기에 의해 조직의 온도가 떨어지는 정도는 냉기의 종류, 냉기의 적용 기간, 피하지방의 두께, 신체의 부위에 따라 결정된다. 냉기는 염증 소견이나 증상이 사라질 때까지, 또는 종창이 열치료를 사용함으로써 악화될 가능성이 없을 때까지 사용되는데, 대개 적어도 급성손상 후 72시간까지 적용된다.

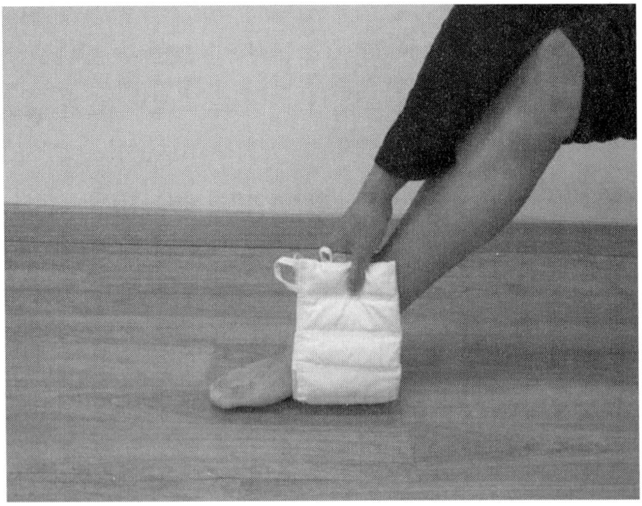

3) 압박(Compression)

압박은 초기 종창을 줄이는데 중요한 처치이다. 압박의 목적은 손상 부위주변에 압박을 가함으로써 종창이 생길 수 있는 조직과 세포 사이의 공간을 줄이는데 있다. 압박을 가하는 가장 좋은 방법은 탄력성이 있는 랩지를 사용하는 것인데, 이것은 손상부위 주위로 단단하고 고르게 압박을 가할 수 있다. 그런데 일정기간 이상 오래 압박랩을 사용하면 통증이 생길 수 있는데. 이때 혈액순환 장애나 신경의 압박 유무를 고려하면서 세심하게 관찰하면서 시행하여야 한다. 그렇지 않을 경우 종창을 줄이는 매우 중요한 치료법임에도 불구하고 손상 부위의 회복을 지체하거나 부작용을 남길 수 있다. 일반적으로 압박은 급성 손상 후 적어도 72시간 정도 계속되어야 한다.

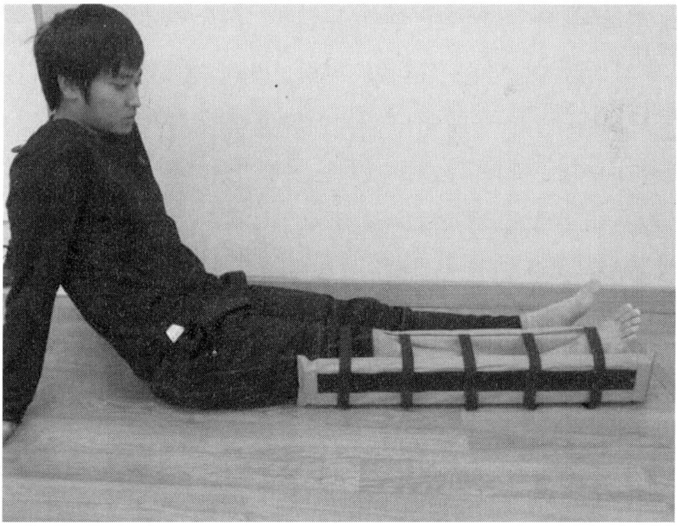

4) 거상(Elevation)

종창을 줄이는 4번째 요소는 거상이다. 특히 상지나 하지에 상해를 당한 경우 지체에 피가 고이는 것을 막기 위해 거상이 필요한데, 거상의 각도가 클수록 종창이 감소하는 효과가 크다. 가장 중요한 것은 손상부위를 심장 위치보다 높게 거상하는 것이다. 그리고 거상 기간은 첫 72시간동안 시행하며 가능한 한 오래 하는 것이 좋다.

상해를 당하면 곧 부어오르는 것이 보통이기 때문에 RICE는 될 수 있는 한 연속해서 계속 하도록 한다. 우선, 상해 입은 부위에 타월을 대고 그 위에 (얼음주머니) 또는 얼음조각 등을 얹는다. 피부를 상처 낼 우려가 있기 때문에 얼음을 직접 피부에 닿지 않도록 한다. 압박하는 경우는 상해 입은 부위의 주위에, 신축성이 있는 붕대로 정확히 얼음위에서 부터 싸 들어간다.

붕대를 너무 꽉 조여 그 부위의 혈액 공급이 멈추지 않도록 주의한다. 혈액 공급이 멈춘 징후로, 저림, 경련, 통증이 일어난다. 이들 징후가 나타나면 곧 붕대를 푼다. 이상의 징후가 나타나지 않는다면 30분간은 아이스 팩과 포대를 그대로 두고, 다음 15분간 포대를 끌러 피부를 따뜻하게 해, 혈행을 좋게 한다. 그 뒤 다시 감는다. 이 조치를 3시간 반복해 실시한다.

그래도 더욱 붓기가 빠지지 않거나, 혹은 통증이 심해져 오는 듯한 경우에는, 그 시점에서 곧 의사의 진찰을 받도록 한다. 상해가 심할 때는 24시간까지 RICE의 조치를 계속해도 좋다. 상해를 입은 후 48시간이 경과해도 아픔과 붓기가 빠지지 않을 때는 따뜻하게 해본다. 그 이상의 조치는 부상을 당한 조직의 상태에 따라 다르게 나타난다.

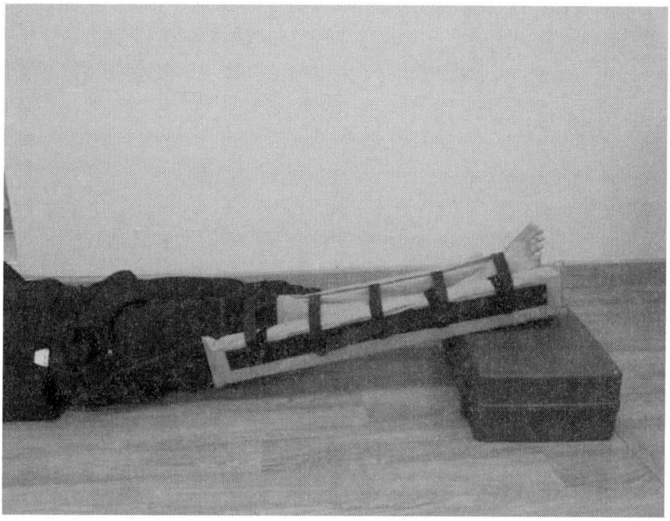

그림 13-6. 스포츠 상해의 초기 응급처치

5. 운동 상해 예방법

스포츠 현장에서는 항상 상해의 위험이 따른다. 이러한 운동 상해를 예방하기 위해서 첫 번째로 그 원인을 제거하는 것인데, 사고가 왜 일어나는지, 일어나지 않게 하려면 어떻게 해야 좋은지 등의 원인을 찾아 제거해야 한다. 이를 위해서는 그에 대한 충분한 지식을 필요로 하고, 이것은 선수뿐만 아니라 지도자, 시설의 관리자 등이 함께 노력해야 할 부분이다. 운동 상해를 예방하는 방법은 이미 알려져 있는 위험 요인을 제거하는 것과 예측 가능한 몇몇 복합적인 상해 위험 요인을 파악해 상해를 감소시킬 수 있도록 하는 것이다.

(1) 운동 상해 예방법

사전 의학 검진은 운동 상해 유발 요인을 발견하고 그 요인을 교정해 운동 상해를 감소시키고 예방한다.

(2) 철저한 준비운동과 정리운동으로 운동 전·후에 일어날 수 있는 상해를 예방한다.

운동 종목에 관계없이 운동 상해 예방의 최우선은 적절한 체력 수준을 갖추는 것이다. 심폐 지구력, 유연성, 스피드, 근력, 근지구력, 순발력, 민첩성, 협응성 및 고유감각기능 등의 모든 체력 요인을 균형 있게 발달시킨다.

장비 및 시설 면에서는 운동시설의 철저한 관리와 점검으로 운동 상해를 예방하거나 최소화 한다.

(3) 상해를 입은 후 완전한 회복되지 않은 상태에서 다시 운동에 참여하거나 팀으로 복귀해 재부상이 많아진다. 재부상 발생을 최소화하기 위해 철저한 회복 훈련과 충분한 기간을 필요로 한다.

(4) 상처를 당한 부위의 통증이 사라졌다면 그 부분을 최소한 천천히 움직여도 좋다. 운동해도 아픔을 느끼지 않게 된다면 운동량을 늘리고, 강도도 높여간다. 다시 아픈 듯하면 운동의 강도를 낮추는 일이 필요하다.

(5) 상처를 인한 휴식 중에도 심장혈관계의 능력을 유지하기 위해, 무엇인가 신체적 활동을 하지 않으면 안 된다. 상해를 당한 부위는 움직이지 말고 그 외의 운동을 하는 것이다.

예를 들면 발바닥의 상처로 인해 달릴 수 없을 때는 자전거를 타 본다든가, 어깨에 통증이 있을 때는 조깅을 한다던가 하는 방법이다. 주의해야 할 것은 심장혈관계의 능력은 단기간내에 저하해 버린다고 하는 것이다. 목욕을 하거나, 침대 위에 누워 있는 것보다도, 운동을 계속하고 있는 편이 좋다.

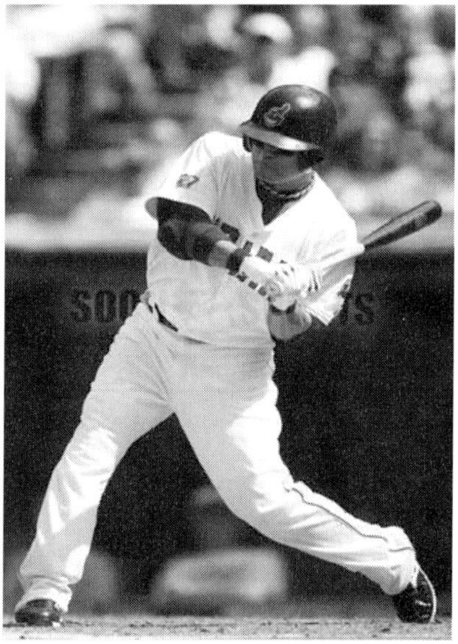

그림 13-7. 스포츠 활동

6. 스포츠의 외상과 장애

외상은 단지 1회의 강한 힘에 의하여 생기는 신체의 이상이고, 염좌, 탈구, 골절 등이 생기는 것이며, 외력의 크기, 방향, 움직이는 부위, 관절의 지위 등에 따라서 증상과 환부가 다르게 나타난다.

장애는 외상에 비하여 한 번에 가해진 외력의 크기는 작지만 같은 부위에 몇 번이고 반복하여 외력이 작용해서 생긴 반응이고, 일종의 과사용 증후군이다. 이것은 원인 불명의 허리통, 무릎통, 어깨통 등 과사용된 부위에 통증이 생기며 스포츠 종목에 따라 특유한 통증으로 나타난다. 또한, 약한 힘이 뼈에 반복하여 작용할 때는 피로 골절이 생긴다. 그러나 실제의 스포츠 현장에서는 외상과 장애를 명확히 구별할 수 없는 경우도 있기 때문에 양자를 합하여 스포츠 상해라고 한다.

표 13-1. 팔과 다리에서 나타나는 과 사용 증후군

다리	러너 무릎(runner's knee) : 러너 무릎의 통증 점퍼 무릎(jumper's knee) : 농구나 배구에서 무릎의 통증 신 스프린트(shin splint) : 러너의 오금 통증 축구 발목(football's ankle) : 축구 선수의 발목의 통증
팔	수영선수 어깨(swimmer's shoulder) : 수영 선수의 어깨 피쳐 어깨(pitcher's shoulder) : 야구 피쳐의 어깨 테니스 엘보(tennis elbow) : 테니스 플레이어의 팔꿈치 통증 피쳐 엘보(pitcher's elbow) : 야구 피쳐의 팔꿈치 통증 골퍼 엘보(golfer's elbow) : 골프 플레이어의 팔꿈치 통증 던지기선수 엘보(thrower's elbow) : 던지기선수 팔꿈치 통증 투장 던지기 엘보(javelin thrower's elbow) : 투창선수의 팔꿈치 통증 볼러 엄지손가락(bowler's thumb) : 볼링 플레이어의 엄지손가락 통증 골키퍼의 엄지손가락(goalkeeper's thumb) : 축구 골키퍼의 엄지손가락 통증 스키 엄지손가락(ski thumb) : 스키에 의한 엄지손가락 염좌

스포츠는 신체적인 체력 향상을 가져올 뿐만 아니라, 정신적인 면으로도 레저로서 마음에 여유 있는 생활, 여러 가지 스트레스의 해소, 타인과의 커뮤니케이션 수단으로서 많은 도움이 되고 있다. 이들의 스포츠에 의해서 얻어진 좋은 면을 스포츠 효과라고 부른다. 그러나

지나친 스포츠, 올바르지 못한 방법 등에 의하여 신체적 및 정신적으로 여러 가지 나쁜 면이 생기는 일이 있는데, 이것을 스포츠 상해라고 부른다. 따라서, 스포츠를 즐길 때는 스포츠 상해를 최소화하도록 예방하고 스포츠 효과를 최대로 얻을 수 있도록 고려해야 한다.

1) 골절

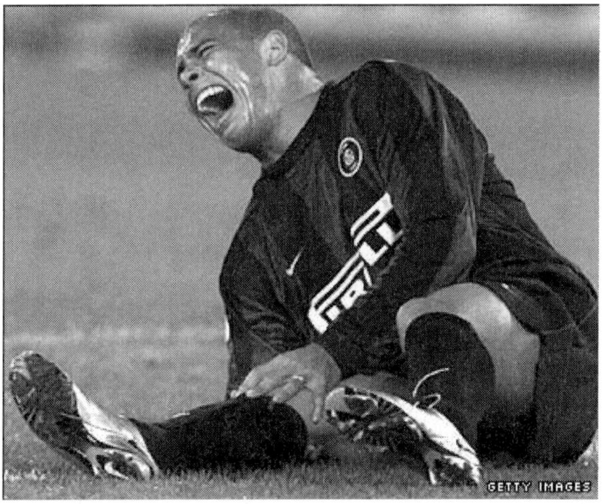

그림 13-8. 골절

넘어졌을 때 뼈에 저항력을 넘어서는 힘이 가해져서 생기는 골절, 작은 충격을 반복해서 받을 때 생기는 피로골절, 힘줄에 의해 근육과 연결되어 있는 뼈가 급격한 근육 수축으로 인해 이탈되는 박리골절, 아직 뼈가 성장과정에 있는 어린 선수들에게 많이 일어나는 골절 등, 스포츠 현장에서 일어나기 쉬운 골절에는 몇 가지 패턴이 있다.

* 응급 처치

① 손가락 골절 : 우선 내출혈과 이에 수반되는 부기를 억제하기 위해 아이싱을 행한다. 손가락의 경우는 부상 부위가 작기 때문에 얼음이 든 컵 속에 손가락을 넣는 것이 좋다. 단, 환부를 심장보다 높은 위치로 거상해둔다. 다음으로 지지고정을 시행한다. 의료기관으로 옮기는 동안에 골절된 부위가 악화되는 것을 방지하기 위함이다.

② 손목 골절 : 부목이 없더라도 부드러운 종이로 만든 잡지나 하드보드지 급할 때에는 충분히 깁스대용으로 사용할 수 있다. 골절된 부위가 움직이지 않도록 주의하면서 부목을 대고 그 위를 압박 붕대로 감는다. 다 감으면 팔걸이나 삼각대로 건다. 손에 물건을 쥐어주면 좋다.

③ 팔꿈치 골절 : 팔꿈치나 그 주변이 골절된 경우는 지지 고정 도구를 사용하지 않는다. 압박붕대와 얼음주머니로 압박과 아이싱을 실시하여 팔걸이나 삼각건을 걸어 처치한다. 자연스럽게 조금 굽힌 상태에서 얼음주머니를 대고 압박붕대로 팔꿈치 위와 아래를 크로스 하듯 번갈아가며 감는다.

④ 다리 골절 : 무릎을 자연스럽게 조금 구부린 상태로 고정한다. 우선 얼음주머니를 대고 팔꿈치 처치와 마찬가지 요령으로 감는다. 다음으로 지지 고정 도구를 양쪽에 끼우고 환부가 움직이지 않도록 단단히 고정한다. 넙다리뼈 골절의 경우 지지 고정 도구를 허리까지 고정한다. 적당한 것이 없다면 베게나 담요를 대신 쓸 수 도 있다.

2) 근육경련

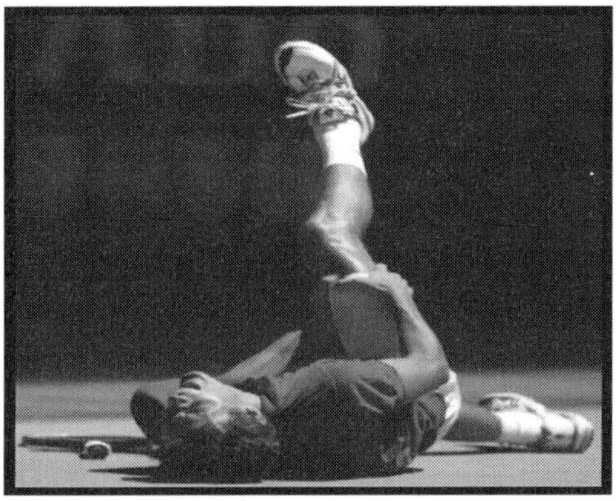

그림 13-9. 근육경련

몸을 움직이게 하는 골격근에 발생하며, 심한 통증을 동반해 운동 불능 상태를 만든다. 질병이 원인이 될 수도 있지만, 건강한 사람도 스포츠 중에 자주 경험하는 현상이다. 축구 선수들의 경우에는 하퇴삼두근(장딴지)에 자주 일어나는데 이를 장딴지 경련이라고 부른다. 잘 단련된 선수들도 90분(때에 따라120분) 동안 뛰다보면 종종 한계 상황에 이르러 근육이 제멋대로 경련을 일으킨다.

* 응급 처치

① 장딴지 경련 : 발뒤꿈치와 발바닥의 앞쪽을 잡고 위축된 종아리 근육을 쭉 펴는 기분으로 들어올린다. 무릎이 구부러지지 않게 발끝을 쥔 손에 힘을 넣어 발목 쪽으로 젖힌다. 증상이 없어질 때까지 행한다.

② 대퇴부 경련 : 다리를 벌리고 경련이 일어난 발을 들어 위축된 대퇴부의 근육을 늘인다. 무릎이 구부러지지 않게 자신의 무릎을 붙여 누른다. 가능한 범위까지 다리를 벌려준다.

③ 발가락 경련 : 엄지발가락에 연결된 발바닥 근육이 위축되면서 일어난다. 엄지발가락을 젖혀 발바닥을 펴주면 된다.

3) 타박상

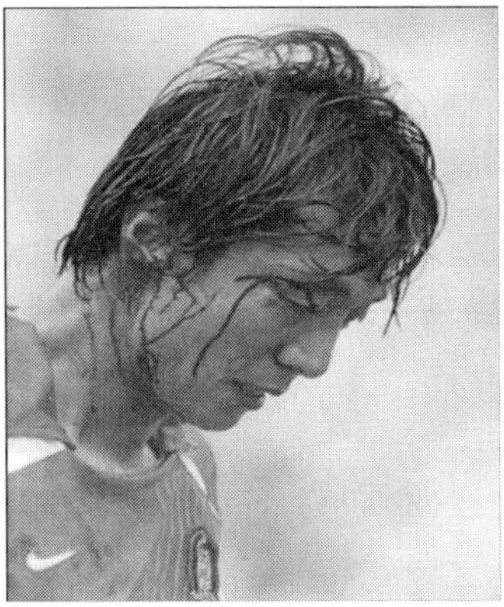

그림 13-10. 타박상

타격이나 충동 등의 외력을 받아 피부 조직이 압축되면서 일어난 상해를 타박이라고 한다. 야구에서 데드볼을 맞거나 자신의 타구에 정강이를 맞거나, 축구에서 경합을 벌이다가 머리끼리 부딪치거나, 격투기에서 하반신을 걷어차이거나 하여 스포츠를 하고 있는 동안이나 그 외의 활동 중에 넘어진다거나 하여 타박이 많이 발생한다.

* 응급처치

① 두부타박 : 두부에 타박을 입은 경우는 그 영향이 경부까지 미칠 가능성이 있다. 운반할 때 경부를 타월이나 트레이닝복 등으로 받쳐 움직이지 않도록 한다. 아이싱은 타박을 입은 두부만 처치한다. 경부는 처치할 필요 없다. 무엇보다 안정을 유지

하는 것이 중요하다.

② 어깨타박 : 어깨에 얼음주머니를 대고 압박붕대를 팔에 두 바퀴정도 감는다. 비닐주머니 등에 얼음을 넣어서 사용하는 경우에는 동상을 막기 위해 타월을 한 장 대면 좋다. 팔을 감았으면 등으로부터 겨드랑이 아래를 통해 환부 측의 어깨로 붕대를 감는다.

③ 무릎타박 : 얼음주머니를 대고 압박 붕대를 감아, 압박고정과 아이싱을 동시에 실행한다.

4) 염좌(삠)

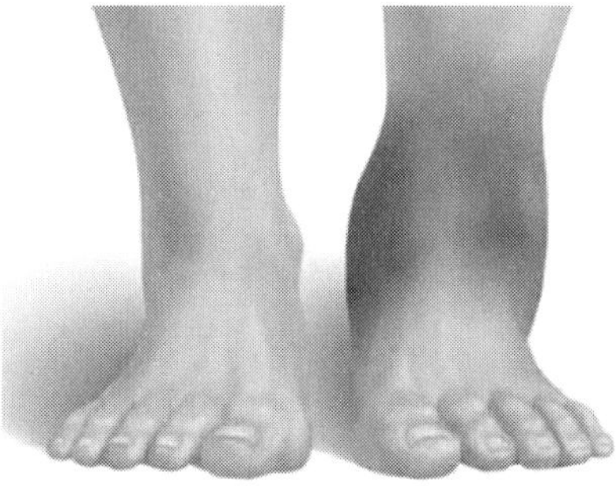

그림 13-11. 염좌

관절에 외부의 힘이 가해져 인대나 관절포가 일시적으로 늘어난 상태, 또는 끊어져 버린 상태를 염좌라고 한다. 염좌는 모든 스포츠에서 가장 발생 빈도가 높은 상해이다. 인체의 모든 관절에서 발생하기 쉬운데, 특히 발목 관절이나 손가락 관절, 무릎관절에서 많이 나타나고 있다. 축구에서 태클을 주고받을 때나 그라운드의 움푹 파인 곳에 발을 빠지는 경우에 생기며 농구에서는 링 아래서 경합하며 착지할 때 상대방의 발에 올라타면서 주로 생긴다. 스키에서는 넘어질때 부츠의 보호를 받는 관절은 괜찮지만 보호가 안되는 무릎은 염좌가 생긴다.

* 응급처치

① 발목 관절 염좌 : 스펀지를 잘라 만든 U자 패드로 부을 것으로 예상되는 부위를 눌러 준다. 이렇게 해주면 회복기간이 많이 단축된다. 스펀지가 없을 경우 양말이나 스타킹, 물수건 등으로도 대신할 수 있다. 삔 발목을 심장보다 높은 위치로 유지하고 얼음주머니를 대고 아이싱 한다. 얼음주머니를 댄 채로 압박붕대나 신축 테이프를 감는다. 얼음주머니를 사용하지 않고 U자 패드를 부착하고 압박붕대로 감아 발목까지 들어가는 용기에 얼음물을 담아 아이싱 하는 방법도 있다.

5) 근육 단열

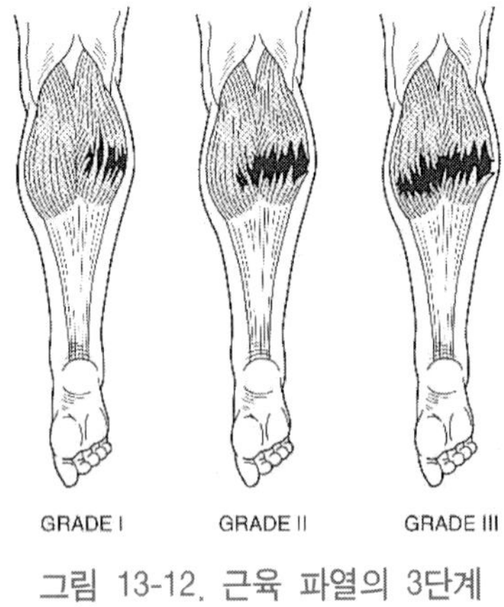

그림 13-12. 근육 파열의 3단계

근육이 급격히 강하게 수축함으로써 근육의 섬유가 끊어진 것. 한냉 시 워밍업 부족일 때에 하지, 특히 대퇴 후부의 근육에 일어나는 수가 많다. 근육 단열을 일으키면 운동 중에 돌연 국소의 근육에 격통을 일으켜서 운동을 할 수 없게 되며 그 자리에서 넘어지고 마는 경우가 있다.

* 응급처치

→ 장딴지의 경우에는 엎드려 무릎을 굽히고 환부 주변 근육을 편안하게 한 상태에서 대퇴부(전면)의 경우에는 바로 누워 무릎을 굽히고 상처 때문에 수축된 근육을 편 상태로 아이싱과 압박 처치를 행한다. 그렇게 하지 않으면 수축된 근육이 굳어져서 무릎을 굽힐 수 없게 된다. 따라서 무릎을 구부려서 처치를 행하는 것이 좋다.

7) 테니스 엘보 (상과염)

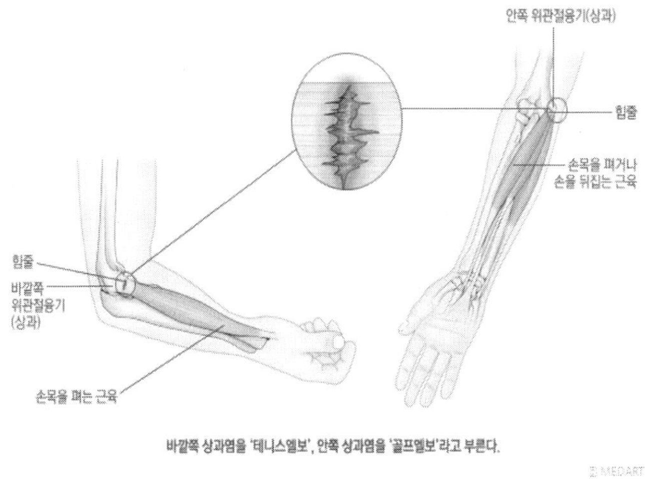

그림 13-13. 상과염

상과염은 팔꿈치 관절 통증의 가장 흔한 원인 중 하나이다. 테니스, 골프 등 팔을 쓰는 운동을 지나치게 하거나 직업상 팔을 많이 쓰는 사람에게서 발생한다. 바깥쪽 상과염을 '테니스엘보, 안쪽 상과염을 '골프엘보'라고 부른다. 많이 쓰는 팔에 잘 생기며, 테니스와 골프 이외의 다른 운동으로도 많이 발생하고, 컴퓨터 사용자, 주부, 목수, 요리사 등 팔을 많이 사용하는 직업군에서도 호발한다. 바깥쪽 상과염이 안쪽 상과염보다 더 흔한데, 바깥쪽 상과염은 일반 성인 중 1% 정도의 유병률을 보이며, 안쪽 상과염은 0.1% 정도의 유병률을 보인다.

* 응급처치

→ 연습중이나 연습 후, 팔꿈치에 뻐근함이나 통증이 느껴지는 경우에는 아이싱을 행한다. 30-40분의 냉각과 휴식을 반복하고, 통증을 동반하지 않을 정도로 전완 근육을 스트레칭한다.

8) 아킬레스건 단열

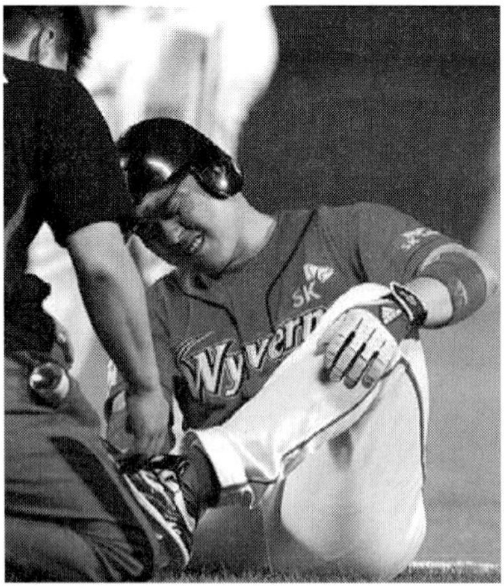

그림 13-14. 아킬레스건 단열

점프와 착지의 반복이 많은 경기, 예를 들면 체조나 육상 경기에서 손상이 많이 일어난다. 고된 훈련 때문에 아킬레스건에 스트레스가 쌓여 염증과 미세 단열을 반복해서 일으키는 사이에 완전히 단열되는 것이다. 또 계단을 디딜 때나 버스 발판에서 보도에 발을 디뎠을 때 등, 스포츠와 관계없이 일상생활에서 단열이 오는 경우도 있다.

* 응급처치

→ 무엇보다도 고정이 우선이다. 전용 부목이 준비되어 있다면 이상적이지만, 없는 경우에는 하드보드지등의 딱딱한 것을 부목으로 삼아 환부를 고정한다. 고정할 때는 발목을 쭉 펴 단열된 아킬레스건을 상하로 좁힌 상태에서 행할 것. 고정과 동시에 아이싱을 행할 수 있도록 콜드팩 등을 준비한다. 하지를 거상하여 안정을 유지하며 병원으로 옮긴다. 아프지 않다고 해서 걸어 다니면 안 된다.

9) 근육통

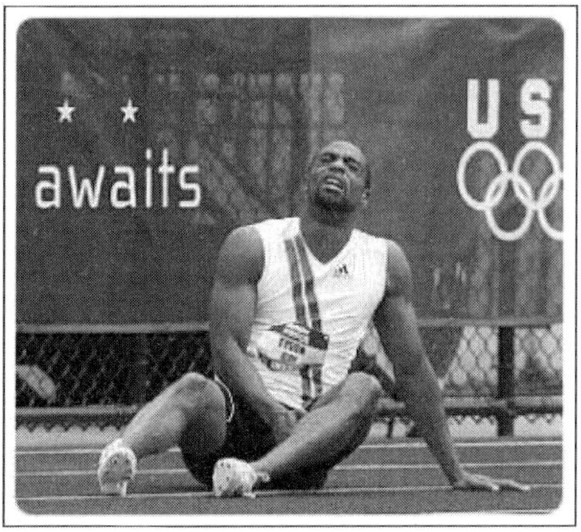

그림 13-15. 근육통

오랫동안 운동을 하지 않았던 사람이 갑자기 많은 양의 운동을 했을 때 근육에 경직이나 통증이 오는 경우가 있다. 근육이 단단해지면서 그 부위가 붓고 아프며 수분 동안 계속 될 때도 있으나 어떤 때는 수주일 계속될 때도 있으며 운동기능에 장애를 가져온다.

* 응급처치

→ 가벼운 통증일 경우에는 운동을 중지하지 않고 규칙적으로 계속하는 편이 오히려 좋아지는데 이는 축적된 노폐물이나 체액을 제거시키기 때문이다. 따라서 통증에 따라 운동량을 일시적으로 줄이던가 아니면 근육통이 심할 때는 마사지, 찜질 같은 방법으로 혈액순환을 촉진시켜 주면서 안정하는 것이 좋다.

10) 탈구

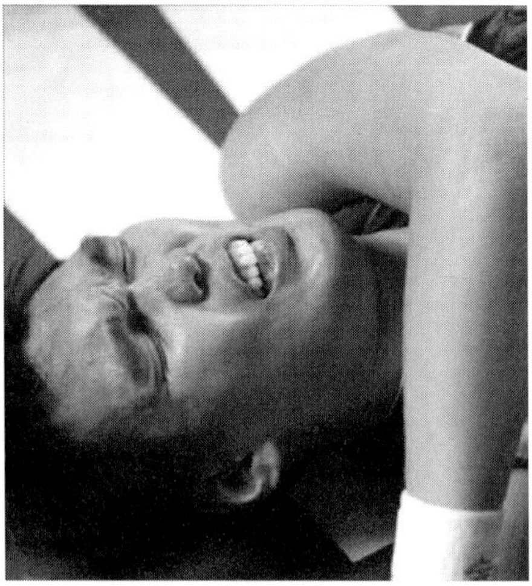

그림 13-16. 탈구

탈구는 뼈마디에서 뼈가 서로 어긋난 것을 말하며 관절의 손상이 염좌보다 심하다. 탈구는 넘어지거나 높은 곳에서 떨어질 때, 운동을 잘못하다가 생기는 경우가 많다. 흔히 팔 굽, 어깨, 다리의 뼈마디에서 잘 생긴다. 탈구된 골절을 그대로 두면 종창, 혈종, 근육의 위축이 일어나 회복이 힘들어지며 동시에 신경 및 혈관을 압박하게 됨으로 상해가 커지고 마비가 올 수 있으므로 조기 치료가 중요하다. 일반적으로 레슬링, 축구, 태권도 등 격투기 종류의 스포츠에서 주로 발생된다.

* 응급처치

→ 미숙한 일반인이 관절을 맞추는 시도를 잘못하게 되면 회복할 수 없는 치명적 손상을 입을 수 있으므로 부목을 이용하여 환부를 고정시키는 구급처치를 한 후에 병원으로 이송해야 한다. 구급처치가 늦어지면 국소의 혈관이나 신경의 장애를 유발할 수 있으므로 속히 처치해야 한다. 완전히 치유되기 전에 움직이면 관절막이 더욱 손상되고 습관성 탈구의 원인이 될 수 있으므로 단순 탈구일지라도 4주 이상 관절운동을 중지하는 고정 법을 써야 한다.

부 록

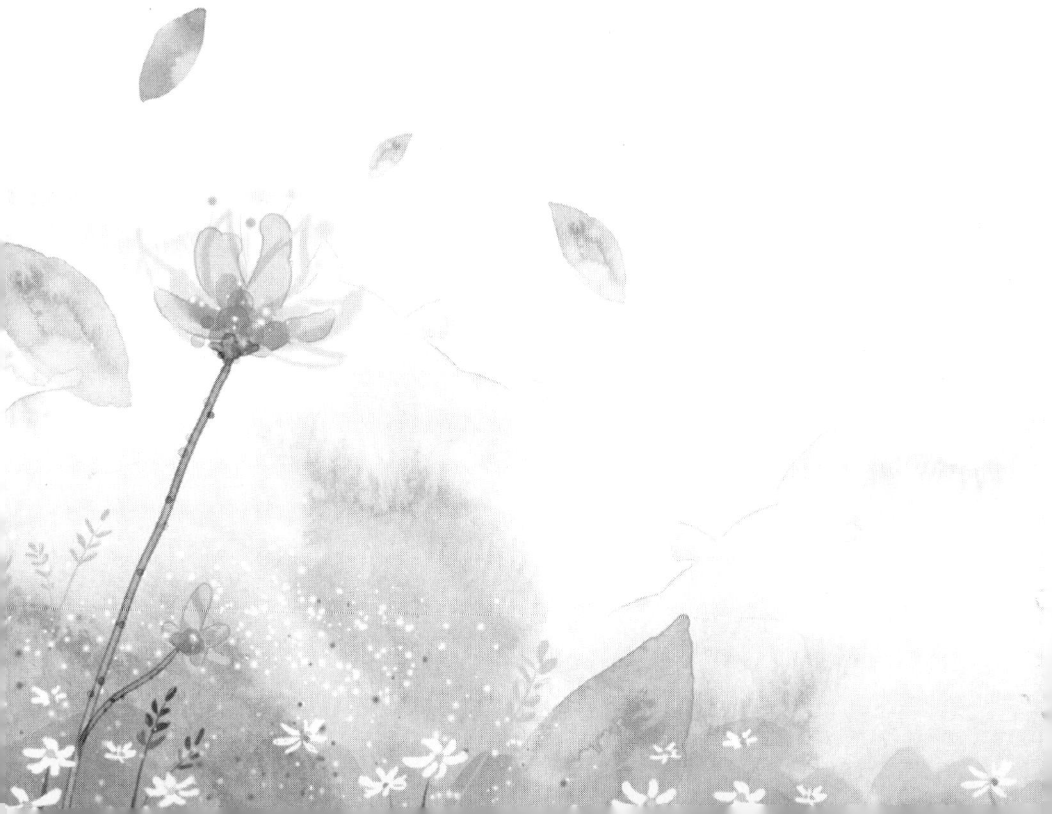

환자평가를 위한 활력 징후 기준표

▣ 혈 압

	수 축 기 압	이 완 기 압
성인	90 ~ 150	60 ~ 90
11-14세 6-10세 3-5세 0~2세	평균 114(88-140) 평균 105(80-122) 평균 99(78-116) 대략 80+2×나이(년)	평균 59 평균 57 평균 55 대략 수축기압의 2/3
혈 압	가능한 원인	
혈압이 높음 혈압이 낮음	내과적 문제, 격심한 활동, 다툼, 정서적 스트레스, 흥분 운동선수 또는 평소에 저혈압인 사람, 혈액소실, 쇼크 후기 징후	
영아와 소아 : 3세 이하의 소아에서는 일반적으로 혈압을 잴 수가 없다. 혈액소실이나 쇼크의 경우, 소아의 혈압은 거의 끝까지 정상 범위 내에서 유지되거나 갑작스럽게 떨어진다.		

▣ 심장 박동수

성 인	60-100
청소년기(11-14세) 학 동 기(6-10세) 학령전기(3-5세) 유아기(1-3기) 영아기(6-12개월) 영아기(0-5개월) 신생아	60-150 70-110 80-120 80-130 80-140 90-140 120-160
맥 박	가능한 원인
빠르고, 규칙적이고 강함	운동, 싸움, 열, 고혈압, 출혈 초기단계
빠르고, 규칙적이고, 약함	쇼크, 출혈 후기
느림	두부손상, 약물, 중독, 심장질환, 소아의 산소부족
맥박 없음	심장정지(임상적 사망)
영아와 소아 : 영아나 소아에서 빠른 맥박은 낮은 맥박만큼 큰 걱정을 하지 않아도 된다. 낮은 맥박은 심정지가 임박했음을 나타낸다.	

▣ 호흡

성　인	12-20회
	24회 이상 : 심각함.　10회 이하 : 심각함
사춘기(11-14세) 학동기(6-10세) 학령전기(3-5세) 유아기(1-3세) 영아기(6-12개월) 영아기(0-5개월) 신생아	12-20회 15-30회 20-30회 20-30회 20-30회 25-40회 30-50회
호 흡 음	가능한 원인/ 처치
코고는 소리	기도폐쇄 / 환자의 기도개방, 즉시이송
휘파람 소리	천식 같은 내과적 문제 처방된 약물을 복용하도록 환자를 돕고 즉시이송
그렁그렁 소리	기도에 분비물 / 기도흡인 : 즉시이송
새가 우는 소리	현장에서 치료할 수 없는 내과적 문제/즉시이송

▣ 피부 상태

피 부 색	가능한 원인
분홍색	피부색이 밝은 환자는 정상, 피부색이 어두운 환자는 안검 안쪽, 입술, 손톱 정상
창　백	출혈로 인한 혈관수축, 쇼크, 저혈압, 정서적 스트레스
청　색	호흡이나 심장기능이 부적절하여 세포나 조직에 산소결핍
홍　조	열에 노출, 높은 혈압, 정서적 흥분
황　달	간의 비정상
반　점	쇼크환자의 경우 가끔
피부체온	가능한 원인
차갑고 끈적거림	쇼크의 징후, 불안
차갑고 습함	신체의 열손실
차갑고 건조함	추위 노출
뜨겁고 건조함	고열, 열에 노출
뜨겁고 습함	고열, 열에 노출
오한, 이가 부딪힘, 푸르스름한 입술, 창백한 피부를 동반한 "소름 돋음"	추위노출, 통증, 공포, 전염병

▣ 동 공

동 공 모 양	의미 / 가능한 원인
산동(정상보다 커짐)	싸움, 출혈, 약물
축동(정상보다 작아짐)	약물(수면제)
비대칭	뇌졸중, 두부손상, 안구손상, 의안
반응 결여	약물, 뇌의 산소결핍

▣ 외상환자의 1차평가

절	차
1	현장이 안전
2	감염방지 119 전화 하기
3	손으로 두부를 고정하여 경추손상 방지
4	의식유무 확인
5	기도가 열려있는지, 이물질이 없는지 확인
6	호흡유무 및 호흡양상 파악
7	경동맥박과 요골맥박의 순환상태 확인 이송 결정 하기
8	의식상태 파악
9	두부의 출혈, 골절 검사
10	경부의 출혈, 골절 검사 및 목의 정맥 팽대 확인 기관 편위 유 무 검사
11	적절한 크기의 목보호대(C-collar) 착용
12	상체 노출
13	흉부 출혈, 골절검사, 폐음청진
14	복부 출혈, 골절 검사
15	하체 노출
16	골반부 출혈, 골절 검사
17	사지 출혈, 골절 및 손 발 움직임, 자극, 통증 검사
18	긴척추 고정판으로 통나무 굴리기(Log-roll)
19	등 쪽의 출혈, 골절 검사 이송하기

▣ 내과환자의 평가

1. 개인보호용 장구를 착용한다.
2. 현장조사
① 질병의 특성이나 손상기전을 확인한다. ② 환자의 수를 결정한다. ③ 필요시 도움을 요청한다. ④ 척추를 안정화시킨다.
3. 일차평가
① 환자의 전신상태를 확인하여 말로 표현한다. ② 주요 혼수상태나 생명위험 증상을 확인한다. ③ 환자의 의식정도나 반응상태를 확인한다. ④ 환자기도와 호흡상태를 평가하여 필요시 적절한 산소투여를 한다. ⑤ 맥박, 피부색깔, 체온상태를 확인하여 순환상태를 평가하여 출혈이 심할 때는 지혈한다. ⑥ 응급처치의 우선순위 및 이송여부를 결정한다.
4. 주호소에 따른 신체검진, 병력조사(SAMPLE)
① 증상과 징후(Sign & Symptom) ② 알러지(Allergies) ③ 약물복용(Medications) ④ 과거병력(Past medical history) ⑤ 사고직전 먹은 음식(Last meal) ⑥ 발병을 초래한 사건(Events)
5. 활력징후(vital sign) 측정
6. 중재(처치)
7. 이송(이송결정을 재평가)
8. 상세한 신체검진을 수행한다.
9. 이송 중 평가
① 일차평가 재수행 ② 활력징후 재측정 ③ 환자가 호소하는 문제 또는 손상에 관하여 재평가 ④ 이미 수행한 처치를 재확인한다.

참 고 문 헌

강현주, 어은경, 정진희 등 (2010). 병원 전 심정지로 내원한 환자에서 소생술 중단 기준 결정을 위한 분석. 대한응급의학회지, 21(5), 546-553.

박영훈, 정경운, 허영회 (2008). 병원전 심폐소생술 시나리오에서 훈련된 구조자에 의한 1인 심폐소생술과 훈련된 구조자 및 훈련받지 않은 일반인에 의한 2인 심폐소생술의 질 비교. 대한응급의학회지, 19(6), 617-626.

American Heart Association in collaboration with International Liaison Committee on Resuscitation(2000). Guidelines 2000 for Cardiopulmonary Resuscitation and Emergency Cardiovascular Care. Circulation, 102(suppl), 384.

Berg R. A, Hemphill R, & Abella B. S. (2010). Part 5: adult basic life support: 2010 American Heart Association Guidelines for Cardiopulmonary Resuscitation and Emergency Cardiovascular Care. Circulation.

Bledsoe, Porter, Cherry (2007). Essentials of Paramedic Care, Second edition, Brady, Prentice Hall.

Daniel Limmer, Michael F. O'Keefe (2005). Emergency care. 10th edition. Brady, Prentice Hall.

Hanefeld C, Lichte C, Mentges-Schroter I, etal(2005). Hospital-wide first-responder automated external defibrillator programme: 1 year experience. Resuscitation,

66, 167-170.

Holzer, W. Behringer and F. Sterz, (1998a). Dose dependant increase of cerebral blood flow with Endothelin-1 during ACLS in pigs. Resuscitation, 37, 12.

Holzer, W. Behringer and F. Sterz, (1998b). Higher cerebral blood flow with Endothelin-1 as compared to epinephrine during ACLS in pigs. Resuscitation 37, 13.

Joseph J. Mistovich Q., Hafen, Keith J. Karren (2004). Prehospital Emergency Care. 7th edition. Brady, Prentice Hall.

http://circulationaha.org

http://www.nremt.org

찾아보기

응급처치와 심폐소생술

지은이 : 조병준 · 문태영 · 김지희 · 김승재

펴낸이 : 신승호(辛承昊)

펴낸곳 : 강원대학교 출판부

200-701 춘천시 강원대학길1(효자2동 192-1)

☎ (033)250-7171 / FAX (033)254-9504

등 록 : 춘천시 제28호

발행일 : 2013년 2월 20일 초판

ISBN 978-89-7157-327-3

정가 12,000원